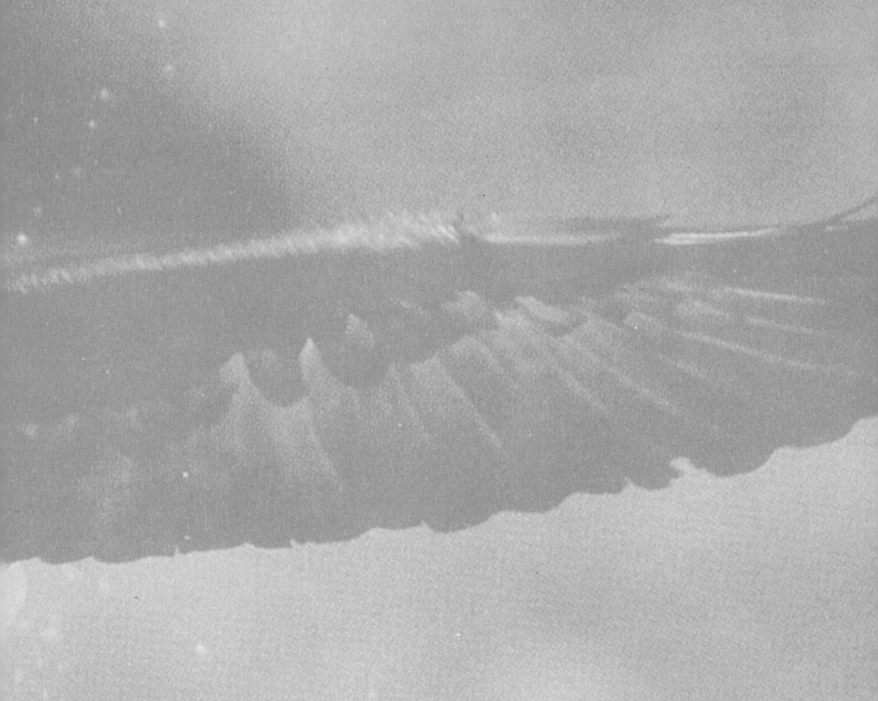

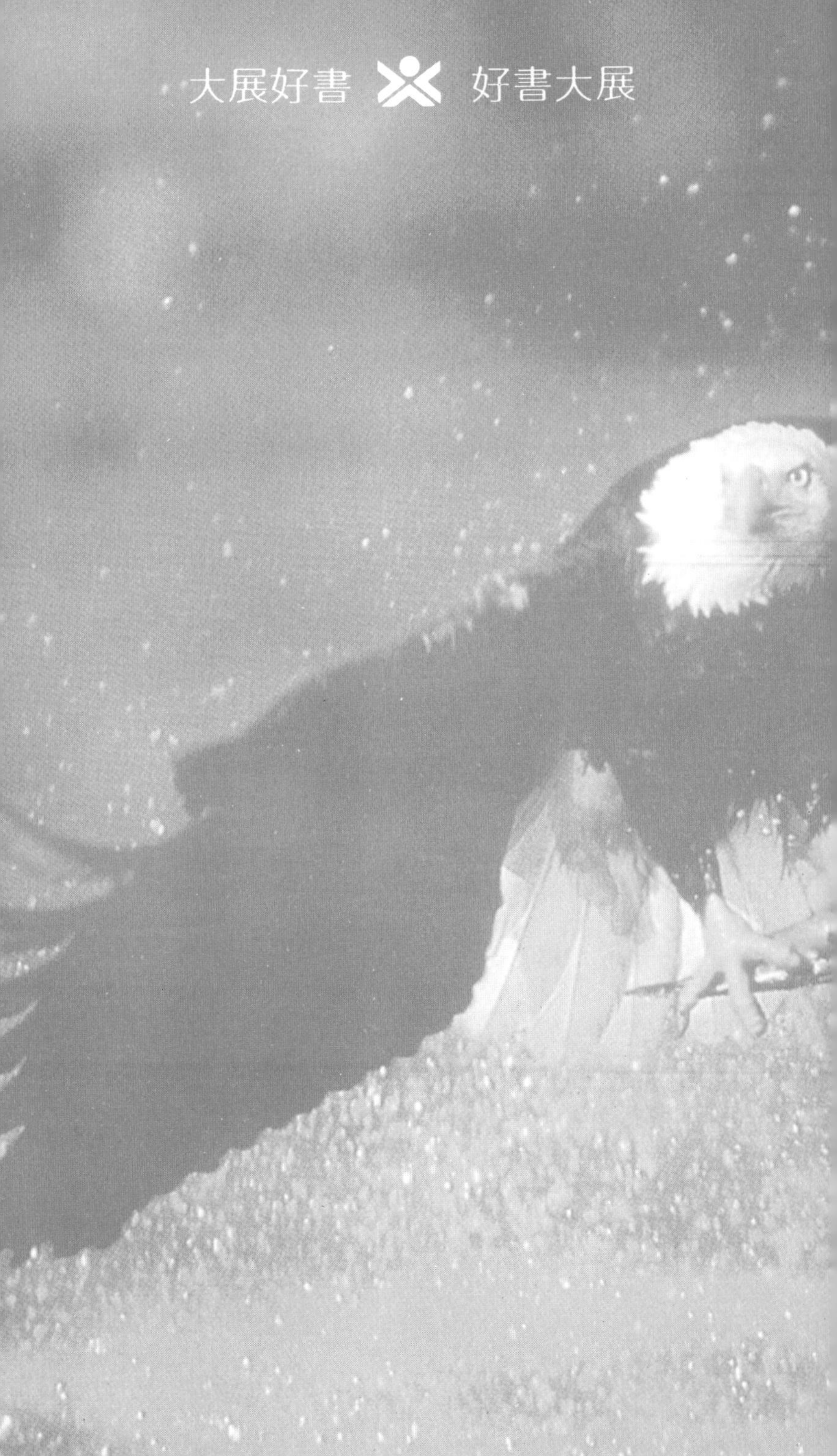
大展好書 好書大展

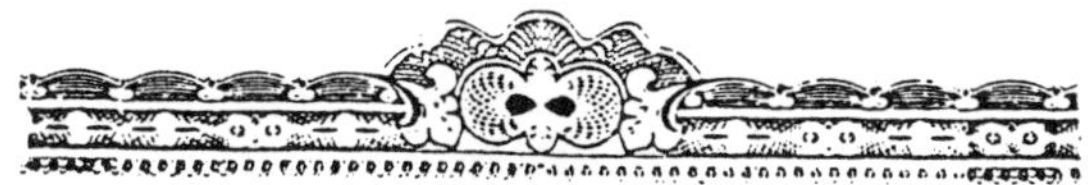

天然抗生素

蜂膠治百病

瀨長良三郎／著
林英華／譯

前 言

在我的前著《天然抗生素——蜂膠驚人療效》出版以來，已經過了四年的歲月，這是一本一般讀者看到最早在日本首次介紹關於蜜蜂的產品之一——「蜂膠」的書，對於蜂膠究竟是什麼，大概已有了概略的了解。

這四年來，現代社會的變化之大，可能多過於從前的十年以上，具體來說，甲烷、碳酸氣、二氯二氟甲烷及日常生活中所排放的氣體，加上空氣中的塵埃等等，使得我們所生存的地球，污染到無法挽救的地步，環境因而逐漸開始被破壞無遺，也擴大了社會各層面的憂慮。

然而，在一般人還假科學研究之名，進行更嚴重的反自然行為，並且逐步破壞生態系的規律。以謀求利潤為目的的企業家，更花費龐大的研究經費，投資巨大的勞力在生命工學、宇宙生命的奧秘、軍需產業方面等等。醫療方面也涉足其中，已超越了科學的界限，在置身於高度文明社會中的大企業家的大力推動之下，使得原本受惠於大自然的人類，漸漸遠離了自然，此外，藥害的問題也不可小覷。

此時此刻，是再度去探討自然的時候，把人類從反自然的行為中解放出來，重新沐浴在原本施惠於人類的大自然的懷抱之中，因此，健康的維持就逐漸顯露其重要性了。

蜂膠即是其中一環，為拯救現代人健康而存在的物質，我因一直未曾忘記此一立場，所以才發表這本書。

因此，我把蜂膠自然療法的意義，和「蜂膠是什麼？」、「有何效果？」、「如何使用？」這幾點疑問，加上歐美研究的成果，儘量作淺義的說明，這本書對於蜂膠的認識及普及化應有所幫助，若能對諸位健康的保持、疾病的預防能有很大的貢獻的話，那就很值得慶幸的了。

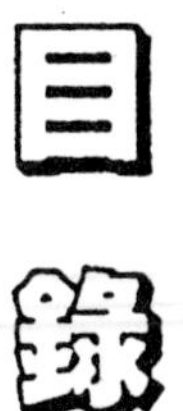

第一章

蜜蜂的禮物
蜂膠是什麼？

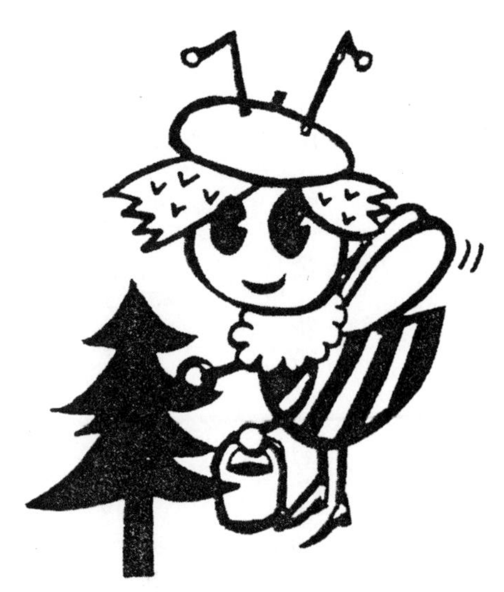

1.「PROPOLIS」亦稱「蜂膠」的密蜂產物，展露出多種功效

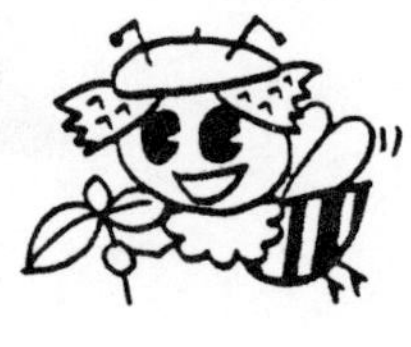

蜂膠，「究竟是什麼？」、「真搞不清楚？」大部份的人的答案都是毫無概念。因爲在新的外來語不斷使用之下，所傾向的說法不外乎是，「ＯＡ辦公機器」或「新款車種的名稱」。

然而實際上，蜂膠是蜜蜂所生產出來的物質。

談到蜜蜂的生產物，首先能提到的就是蜂蜜，其次是蜂王漿、花粉、蜂蠟（蜜蠟）或是蜂毒，而「PROPOLIS」也是其中之一。

日本的養蜂家都一直稱之爲蜂膠。

2.「PROPOLIS」是蜜蜂用來防衛其都市的修補劑

「PROPOLIS」這單字，是在很盛行養蜂時代的古希臘所創造出來的字，PRO是「前」的意思，POLIS則有「都市」的意義，兩者合併起來就形成了「防衛都市」這樣的單字。

蜜蜂族群是過著以女王蜂爲中心的群體生活，這是衆所周知的，一群蜜蜂在夏天繁殖最盛的時期，數目往往會達到幾萬隻，儘管只是在蜂巢箱的世界裡，也已經形成很壯觀的蜜蜂都市了。

觀察蜂膠，從蜂巢門就可看到，所以將其比喻做蜜蜂爲防範外敵或風雨，來保護蜂群的最佳防水油漆或防止漏雨的防水劑，並不爲過。

3.在蜜蜂巢內，消耗最多蜂膠的部份叫做「王台」

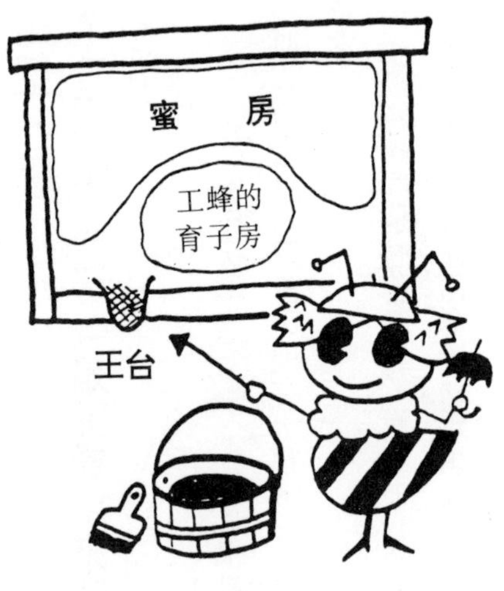

蜜蜂爲了增加蜂巢的强度，除了使用蜜蠟，還加入了蜂膠來建造其正六角形的巢窩。

據養蜂家指出，蜂巢內最向外突出的部份是培育成爲未來女王蜂幼蟲的地方——王台，也是使用蜂膠最多的部份，這部份顏色最濃，是整個蜂巢最難溶化的部份。

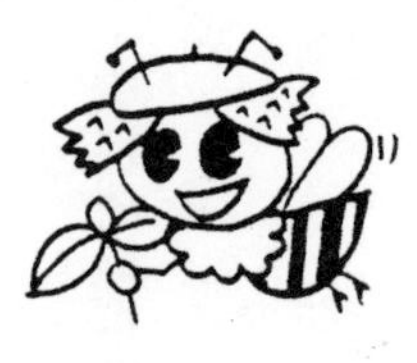

4. 蜜蜂是從白楊樹、樺樹、松樹等處採集蜂膠

蜜蜂是從什麼類的東西採集蜂膠呢？據說是取自於樹木、花粉或分泌物等等，再生自己體內製造而成，關於這些說法，近年來一直得不到答案。

據古代希臘的哲學家亞里斯多德的記載，蜂膠的由來是由「樹木的眼淚」形成的。不過隨著對蜂膠不斷地進行研究，才證實出與白楊樹、樺樹（白樺屬的樹）的樹脂或樹根有完全相同的成份，自此它的原材料來源才水落石出。

在蜜蜂採集蜂膠的樹木種類中，有白楊樹、樺樹、還有杉樹皮及樅等針葉樹，再加上柳樹、七葉樹、橡樹、李子樹等，在日本山榛（屬樺樹類）則是較為人所知的。

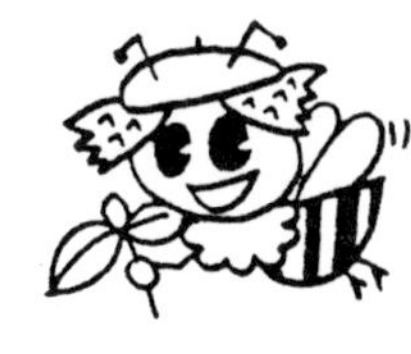

5.蜜蜂是利用花粉囊帶回樹脂

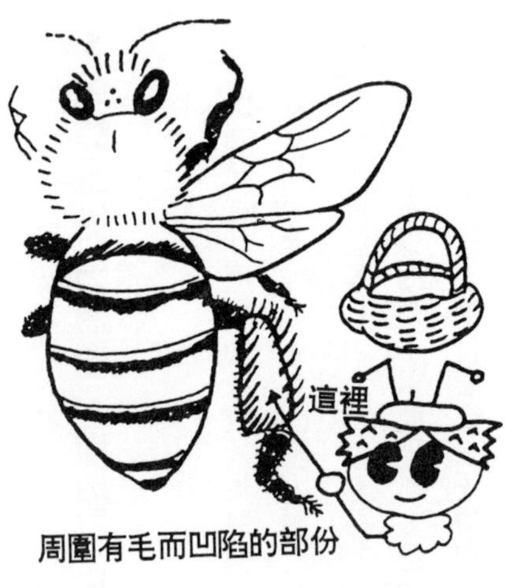

周圍有毛而凹陷的部份

蜜蜂在採集花粉要把樹脂帶回巢穴時，是利用前腳拉扯具有粘性的樹脂，然後將其裝入位於後腳外側的花粉囊內。

由於在採集有粘性的樹脂時，扒取作業相當費時，所以需靠其同伴們的協助來進行，但將樹脂帶回巢穴的儲藏工作，就得靠自己去完成。

6. 蜂膠是由含有樹脂和蜜蠟及含有各種酵素的唾液分泌物所構成的

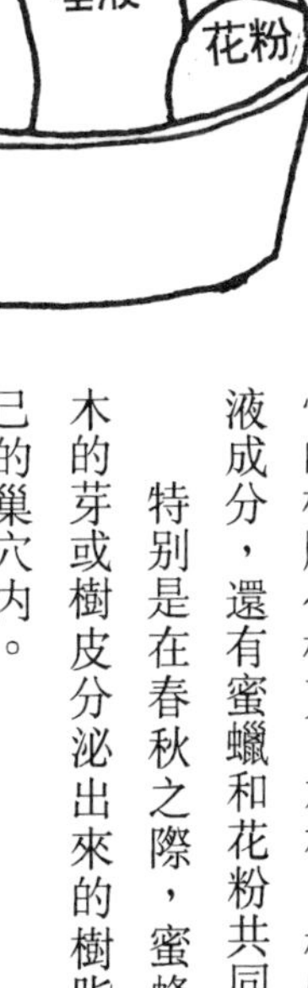

蜂膠到底是何種物質？那是由樹木內具有粘性的樹脂（樹芽、花苞、樹脂）再加上蜜蜂的唾液成分，還有蜜蠟和花粉共同混合而製成的。

特別是在春秋之際，蜜蜂會利用其口部將樹木的芽或樹皮分泌出來的樹脂弄濕，再採集到自己的巢穴內。

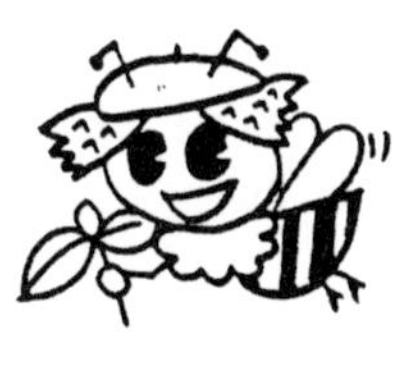

7.蜂膠含有肉桂、香草混合的香味

蜂膠是含有香味的物質。

如同蜂蜜的香味是根據蜜源植物才有各種味香，蜂膠也是依據蜜蜂採集不同的植物而有不同的味道。

一般來說，有類似於肉桂、香草混合的特有香味，如使用酒精或水當作淬取液，就會產生這種香味，它不僅可用作口腔的消毒，也可作爲脱臭之用，就因具有美好的香味，故蜂膠能在東歐做成製品。

蜂膠的香味基準是由樹脂而來的，具有樹木的硬度感，換言之，也就是有強烈刺激的苦味。

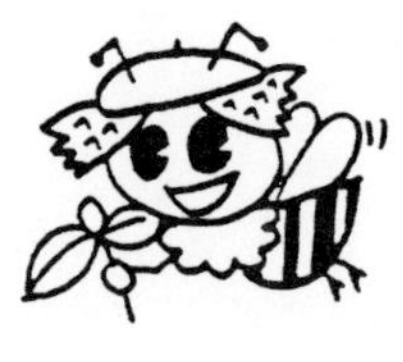

8.平均一個蜂巢內，每年只能採集一〇〇～三〇〇公克的蜂膠，可見是相當貴重的

蜜蜂一旦發現巢穴有裂痕的時候，就會用蜂膠將其封堵起來，同樣地也塗抹在附在巢箱的金網部份。

另外養蜂家在著手整理蜂群的時候，會用可塗抹的竹片，先刮去已被蜜蜂固定住的可動式巢板上端部份的蜂膠。

因此，在採集蜂膠時，會在巢箱內放入不銹鋼或塑膠網，以便讓蜜蜂塗在網上。不過蜂膠並非可大量採取的，一般而言，一個巢箱每年只能採集到一〇〇～三〇〇公克的蜂膠。

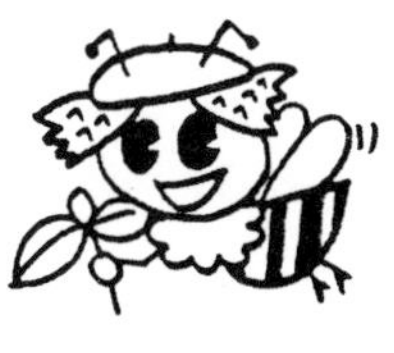

9.隨溫度的變化，會產生各種不同顏色、硬度的蜂膠

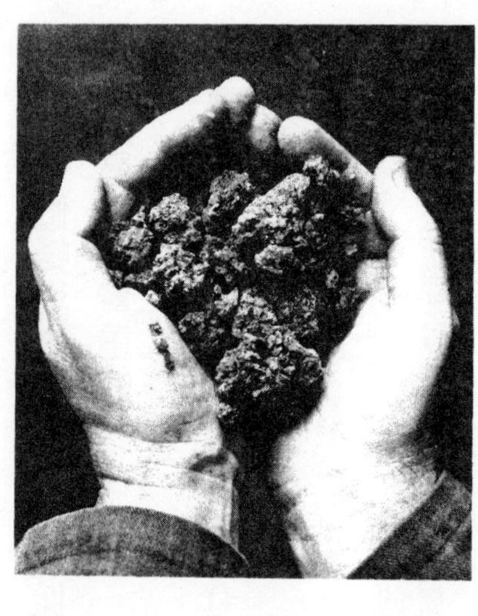

①一五度C＝容易碎。

②三〇度C＝會變柔軟，會增加其柔軟度和粘性。

③六〇度C＝開始溶解，一〇〇度C以上則會溶化。

所以，蜂膠具有隨溫度而產生變化的特性，由於蜜蜂必須以②的狀態來處理蜂膠，這就是爲什麼蜜蜂巢穴內經常保持三五度C的溫度的原因。

10. 蜂膠是極安全的物質，即使大量攝取也不會產生毒性

蜜蜂所製造的物質，如蜂蜜、蜂王漿、花粉、蜂蠟、甚至蜂毒，都廣被人類所利用，事實上，蜂膠早在古埃及時代就已被使用了數千年，由此經驗，明白的告訴我們，蜂膠是沒有毒性的。法國著名的醫學家伊夫杜那杜博士，在其所著的《蜂膠》一書中，將關於蜂膠的安全性提供了下列三點：

①將體重每公斤一〇～一五公克的蜂膠給狗、老鼠、土撥鼠等服用數月，結果沒有產生任何毒性或發生病理上的問題。

②沒有致癌性。

③至今沒有任何奇特現象的報告出來。

11.西歐的生藥「聖典」也對蜂膠做了詳細的記載

在一世紀的希臘醫師狄歐斯克迪斯（四〇～九〇）是西歐在古代藥學上的最高權威者。在他的著作《藥物誌》，直到十六世紀為止的一五〇〇年間，曾被藥物學者們視為聖典。

該書所記載關於地中海諸國所產的約六〇〇種生藥中，蜂膠也是項目之一，內容如下：

①在蜂巢的入口處發現到蜜蜂所製造的黃色膠質物，具有好聞的味道。
②有吸引人的作用，並有助於拔除進入人體內的刺。
③將其燻蒸後，有止咳的作用。
④塗抹患部，能夠助於苔癬的消除。

蜂膠的活用史辭典

Ⓐ**在古代阿西利亞**（紀元前2500～600年的北伊拉克地名），在那兒，曾製作成粉末，用於腫瘤、發炎等治療，並使用在促進毛髮的發育。

Ⓑ**古代希臘歷史學家希羅多德**（紀元前485？～425？），在其著作《歷史》中，也曾提到蜂膠。

Ⓒ**紀元前200年左右的古埃及時代**，將其用作皮革的柔軟劑。另外，若用於木乃伊，可能也具有很大的防腐效果。

Ⓓ**古希臘哲學家亞里斯多德**（紀元前384～322年），在其《動物誌》一書中，也提到將其作爲治療皮膚疾病、刀傷及感染症的藥品。

Ⓔ**著有《博物誌》的羅馬大庇里牛斯**（23～79）則指出，除了可摘除進入人體內的刺外，對於神經痛、皮膚病（腫痛、糜爛）亦有療效。

Ⓕ**六世紀的阿拉伯**，對治療腫脹或潰瘍等疾病，特別有效。

Ⓖ**伊朗的哲學家阿比仙那**（11世紀），則認爲對受了箭傷或刺拔除後的傷口消毒及減輕疼痛有效。

Ⓗ直到15**世紀在南美秘魯**的印加帝國，已使用於熱性的感染症。

Ⓘ另外在**太平洋諸島嶼**，則用於腹痛、發炎的治療，他們將其稱作「卡瓦卡瓦」的天然藥品，其實主要原料就是蜂膠。

Ⓙ**藍色戰爭**（1899～1902年，英國在南非的侵略戰爭），那時期，將其與凡士林混合後作爲手術後的外塗藥。

12.在日本及全世界，蜂膠已在不知不覺中廣泛被運用

蜜蜂在築巢時，就是以蜂蜜爲基本材料，再加上從體內分泌出來的蠟，來製造其正六角形巢穴，不過蠟內所混合的蜂膠成份則是用於强化其巢穴的功能。將蜂膠推廣到全世界的K·R·阿加德是採取蜂巢溶化後的蠟，製成蠟燭或化妝品原料等等，至於採取後所剩下的黃色有香味的物質，就是蜂蜜。

然而，蜂蜜若没被利用是不具有價值的。去咀嚼採取後蜂巢的蓋子部份，對過敏性鼻炎或氣喘等病的治療，是會痊癒的。以世界各國的養蜂家爲中心的民間療法頗負盛名，這就是足以證明含在蜂蠟內的蜂膠的效果了。

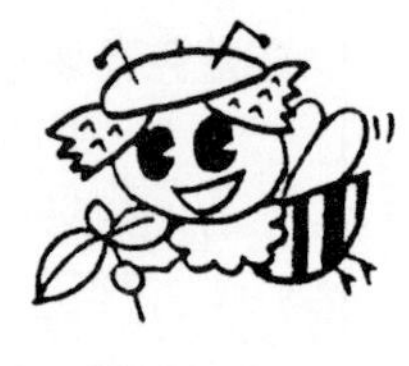

13.任何蜂膠，大都以安定的形態，可分解為五種成份

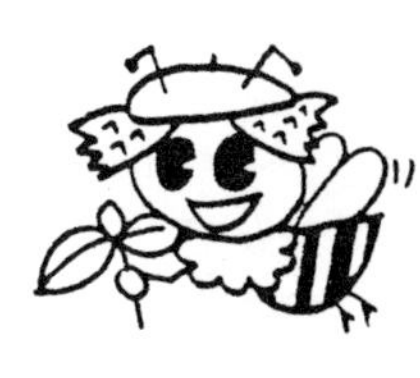

蜂膠是依蜜蜂採集樹脂植物的不同而多少有差異，不過在恒常安定的形態下，大約由以下成份所構成：

①樹脂及芳香油……約五〇～五五%
②蠟……約二五～三五%
③精油……約一〇%
④花粉……約五%
⑤各種有機物及礦物質……約五%

其內含的花粉，被證明是蜜蜂的主食，資料來源是西德奇爾的大學教授賓德・哈布斯登。

14.「蜂膠」是依據蜜蜂採集不同樹木的樹脂，而有些許差異

蜜蜂採集樹脂的樹木種類有白楊、樅、松、樺樹、橡樹等，及日本人熟知的山榛，從這些樹木的芽或樹皮採集來的樹脂作為主要原料，再混合唾液和蜜蠟而製成的。

因原料來源不同，「蜂膠」的成分也有所差異。蜜蜂並非只從一棵樹木採集樹脂，而是從多棵樹木中採集，所以即使蜂膠的組織成分大致是相同的，但依巢箱所在環境的不同，其黃鹼素類的微量成分也有些許的差異。

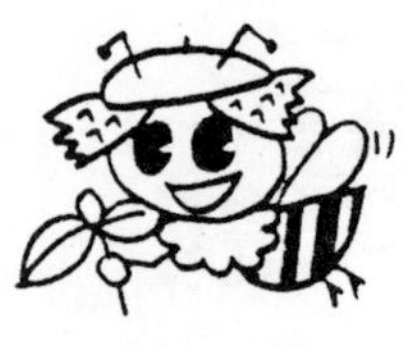

蜂膠所含的微量成分

蜂膠所含的微量成分——在前面第13項的⑤小項各種有機物及礦物質占有5%比例的物質如下：

①**有機酸類**▶安息香酸、五倍子酸。

②**酚酸類**▶咖啡酸、桂皮酸、阿魏酸、異阿魏酸、香豆酸。

③**芳香性醛類**▶香草醛、異香草醛。

④**香豆素類**▶七葉亭、莨菪亭。

⑤**類黃鹼素**▶黃鹼素、Acacetin，甘氨酸（使蜂膠或蜂蠟呈黃色）Pectrinarigenin、Pindsenbrin、Tectglycin、黃酮醇、Grarga、Isalpynin、Quemupherole、栗精（維生素P）、Rhamndcitrin、黃烷酮、Pinostrobin、櫻精、Flavanonol、Pinovancusin。

⑥**礦物質**▶鋁、鋇、硼、鉻、鈷、銅、鐵、鉛、錳、鉬、鎳、鉛、硒、矽、銀、鍶、鈦、釩、鋅、亞鉛。

⑦**維他命**▶維他命原，以及某種維他命B群，特別是維他命B_6，菸草醯胺。

⑧**其他成分**▶Xantholuheole、Pterostilben、內酯、聚醣、氨基酸。

（伊夫·杜那杜）

15.蜂膠最大的特徵是內含多量的類黃鹼素

蜜蜂製造出的產品，含有豐富的維他命、礦物質，但其中蜂膠所含的各類有機物質（約占五％）中，含有多量的類黃鹼素是其一大特徵。

在前頁成分表中的第⑤項，就已介紹過其名稱。而接下來這頁要介紹的成分比例表，其中記載的維他命P（粟精），既是蜂膠製品的成分之一，也是相當於類黃鹼素的物質。

在下一頁中，則會詳細的談到類黃鹼素。在此順便提到，粟精的配糖體——芸香素則大量存在於蕎麥中，它對治療動脈硬化，有廣爲人知的效果。

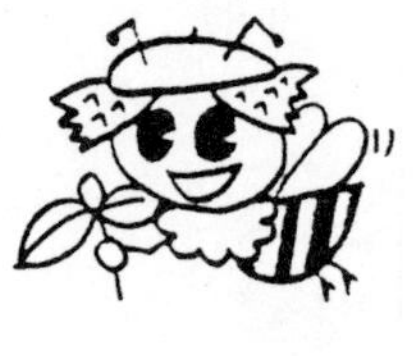

◆蜂膠所含的成分比例

成	分
蛋白質	1.5（%）
脂肪	47.0（%）
纖維	3.3（%）
糖質	19.0（%）
灰分	26.4（%）
水	2.8（%）
維他命 B_1	0.01（mg/100g）
維他命 B_2	0.12（mg/100g）
維他命 B_6	0.10（mg/100g）
維他命 E	3.8（mg/100g）
葉酸	7（ug/100g）
泛酸	0.08（mg/100g）
肌醇	6（mg/100g）
煙草酸	0.21（mg/100g）
維他命 H	1.7（ug/100g）
錳	18.2（PPM）
燐	37.1（mg/100g）
鐵	172（mg/100g）
鈣	3360（mg/100g）
鉀	114（mg/100g）
鎂	2470（mg/100g）
銅	9.39（PPM）
矽	1980（mg/100g）
亞油酸	300（mg/100g）
亞麻酸	100（mg/100g）
維他命 P（粟精）	75（mg/100g）

氨基酸組成/單位%

精氨酸	0.04	丙氨酸	0.07
賴氨酸	0.03	甘氨酸	0.06
組氨酸	0.02	脯氨酸	0.06
苯基丙氨酸	0.04	谷氨酸	0.11
酪氨酸	0.03	絲氨酸	0.07
白氨酸	0.08	蘇氨酸	0.05
異白氨酸	0.06	天冬氨酸	0.10
蛋氨酸	0.02	色氨酸	0.05
纈氨酸	0.06	胱氨酸	0.03

16.廣泛存在於植物中的類黃鹼素，以黃色色素較為人所知

類黃鹼素是各類植物所含有的成分之一。

在現有的約五〇〇種植物中，就可檢驗出具有類黃鹼素，其與糖結合成的配糖體——甙，數量則更多，類黃鹼素是由一群化合物構成的總稱，所以也可稱爲黃鹼素類。

類黃鹼素名稱的由來是黃鹼素（Flavone）演變成希臘語所稱的Flavus（黃色）的意思，至於具有鹼性呈黃色屬柑橘類的白色野菜的色素，多半是以配糖體的形態存在的。

與其同類的還有豔紅、紫、青色等花色素，以及含在花或果實、葉片等等中呈中間色的色素。

◆含有類黃鹼素的植物性食品

名　稱	所　在
①黃鹼素類	
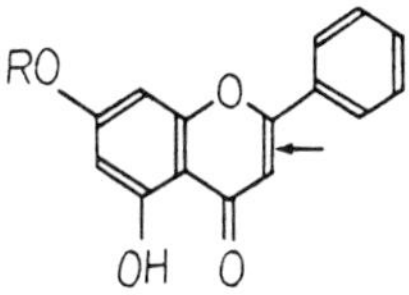 芹菜配質	高粱
Tritine	小麥、煙草、蘆荀葉
Apyin	歐洲芹菜
②類黃鹼素類	
粟精	洋葱外皮、蕎麥
芸香素	蕎麥、煙草葉、番茄葉
③黃鹼酮類	
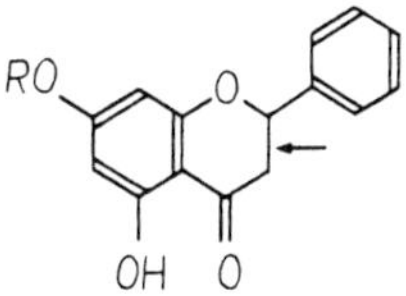 橙皮素	橘子、酸橙、椪柑
柚皮素	柚子、柚子皮
橙皮甙	橘子、酸橙、椪柑
④花色素系的構造式	
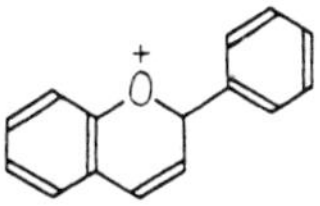 天竺葵定	荷蘭草莓、石榴
Cyanidin	紅蕪青、無花果、黑豆、桑椹、紫蘇、櫻桃
Derphynidin	茄子
Malphdin	葡萄

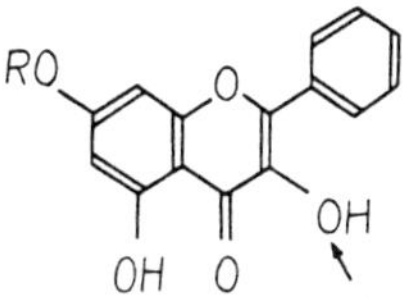

化學構造式

查耳酮

黃烷酮

花色苷基素

{ 兒茶類　$P^1 = H$，$R^2 = OH$
Leucoanthocyanidin　$R^1 = R^2 = OH$ }

Aurone

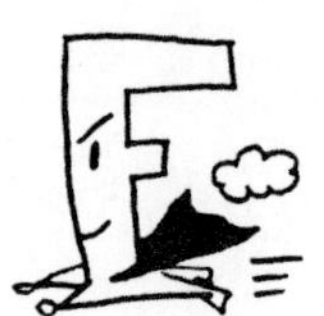

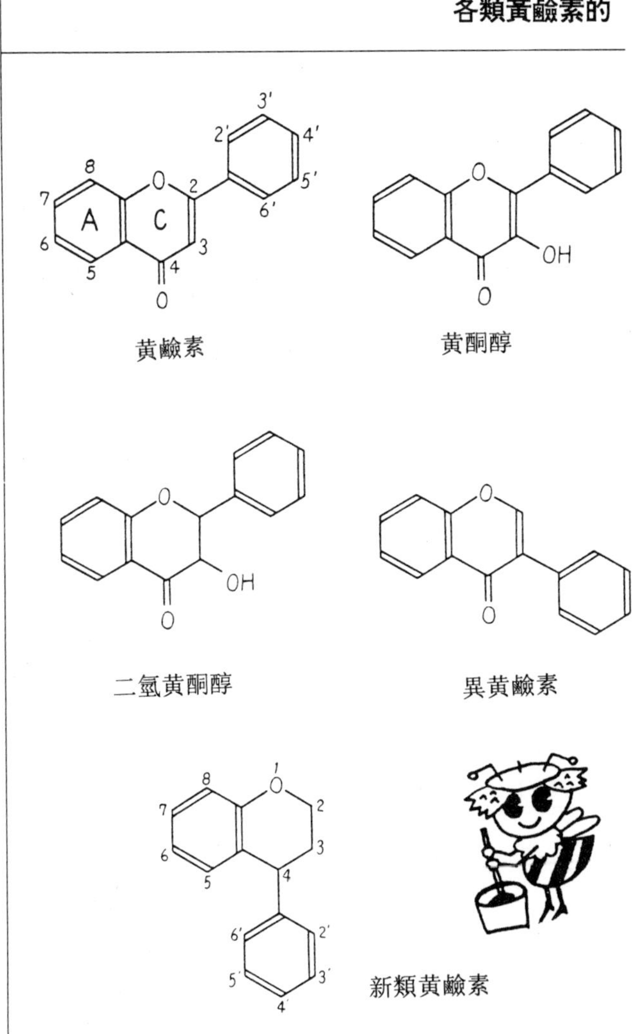
各類黃鹼素的
3′
2′
4′
8
O
2
5′
7
A
C
6′
6
3
5
4
O
OH
黃鹼素
黃酮醇
OH
二氫黃酮醇
異黃鹼素
1
8
7
2
6
3
5
4
6′
2′
5′
3′
4′
新類黃鹼素

17.坊間一直使用類黃鹼素來作為中藥及偏方

近來在泡泡糖等糖果類的包裝上也藉以註明含有黃鹼素的成分來加強宣傳。但因類黃鹼素乃是很新的名詞，所以我想除了懂營養學的人外，很少人知道的。

然而事實上，類黃鹼素一直普遍使用在中藥及民間偏方上，可由日本有名的諺語「橙紅了，醫生的臉就發青了」證明之。

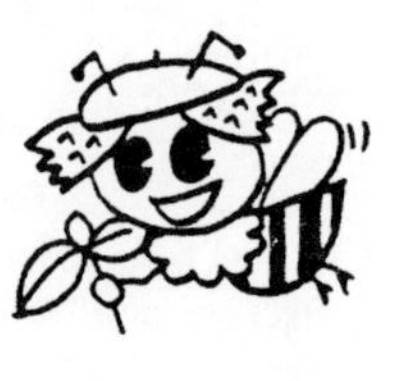

含有類黃鹼素的生藥

●葛根　葛的根

作用　鎮痙

成分　daidylin

●黃芩　紫蘇科的百脈根

作用　黃疸、下痢、抗過敏作用、細血管透過性抑制作用

成分　baicalin

●阿仙藥　干巴阿仙藥，豆科的生藥

作用　收斂性瀉藥、口腔清涼劑

成分　兒茶類

●山楂子　薔薇科山楂子的果實

作用　狹心症、高血壓、動脈硬化症

成分　hyperoside querretin uitexin

●紅花

作用　血流障礙、冷虛症、更年期障礙

成分　carthamine

●橙皮（陳皮）　酸橙皮的乾燥品，溫州橘或近緣植物的皮

作用　芳香性苦味健胃樂、抗毛細血管透過

成分　hesperidin naringin

●營實　野薔薇，照薔薇等等的果實

作用　瀉藥、利尿

成分　multiflorina

18.類黃鹼素帶給蜂膠最主要的效用理論，是由賓德哈布斯登博士所發表的

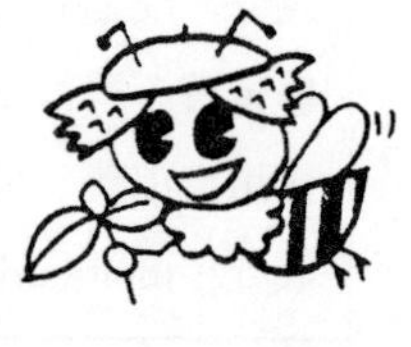

蜂膠最主要的效用，是因類黃鹼素的作用帶來的，西德齊爾大學，大學藥學部生化學研究主任賓德哈布斯登在一九八〇年五月的羅馬尼亞首都加勒斯特所召開的第五次國際座談會上表示，他發現蜂膠所含豐富的類黃鹼素會產生化學作用，證實了這項理論。

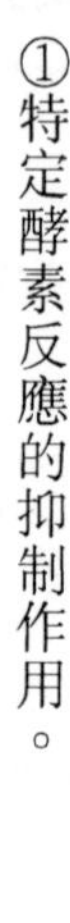

①特定酵素反應的抑制作用。

②細胞膜的强化作用。

③結合組織的强化作用。

④抗過敏作用。肥胖細胞（具有抗體，存在體內血液組織中的大型細胞）與抗原結合後，續發的顆粒崩解及抑制化學物質的游離。

⑤鞏固體內的免疫系統，藉免疫反應來提高對感染的防衛能力。又能促進「干涉病毒蛋白素」的生成。

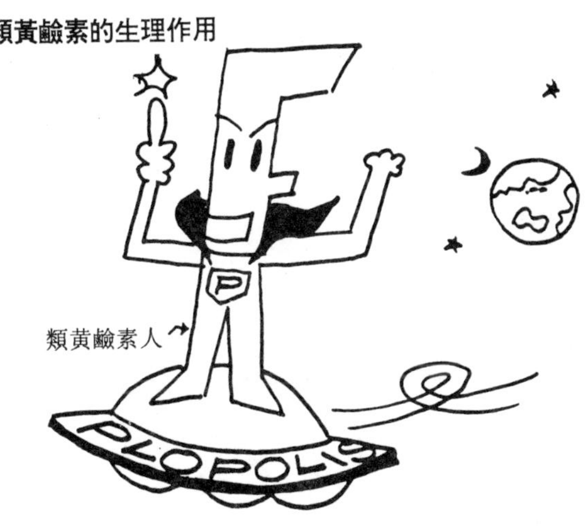

⑥提高體內能量的產生，有利於酵素反應。

⑦抑制過氧化反應。

⑧抑制前列腺素的生成。前列腺素是引起炎症或發炎疼痛的主要物質，因此這種抑制，便能對抗炎症、抗過敏、鎮痛產生效果。

家庭實例・1

氣喘病童痊癒

森聖孝（六歲）

我的孩子患有氣喘的毛病，去年八月在瀨長先生的推薦下開始服用，早晚一粒膠囊。

大約二個月後，食慾不振的情況已改善，體重也增加了，不再容易罹患感冒了。

體重增加了二公斤，身體也健壯了許多

小森孝美（三四歲）主婦

我因爲胃很差，所以很瘦，去年開始，爲了想要改善健康，所以每晚服用兩粒蜂膠。以前我的身高一六一公分，體重四三公斤，服用後則增加到四五公斤，而且覺得身體越來越健康。

喉嚨痛、聲音沙啞的毛病也痊癒了

水村房司（六九歲）無職業

從事歌唱已有很長的時間，去年五月突然發不出聲音，經朋友介紹於是服用蜂膠的浸出液，朋友並建議我以液體直接滴入喉內的方法，早晚二次，起先滴入時會感到喉嚨燒熱。

大約一週後，漸漸產生了效果，而且能夠發出聲音了，除了喉嚨痛及聲音沙啞

以蜂膠治病的

的毛病痊癒外，痰也減少很多，因此我感覺對喉嚨方面的疾病似乎很有效。

對更年期的障礙有效

大淵悅子（五二歲）店員

我因進入了更年期，身體常感到相當的疲勞，而且出現焦慮不安的現象，所以服用醫生開的精神安定劑。後來女兒建議我服用蜂膠，剛服用一個月後就覺得很有效，到現在已有四個月了，我感覺服用與不服用，身體情況差別很大，原本我的血壓有一六〇～一一〇，現在只有一三八～八九，爲了健康著想，我仍會繼續服用蜂膠。

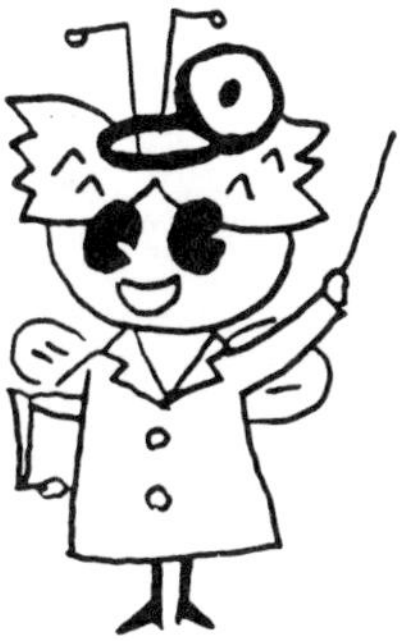

腳部的疲勞消失了，不再罹患感冒

大屋郁惠（二二歲）牙科助手

我是聽説蜂膠會加强疾病的免疫力，腳部容易疲勞，服用後疲勞消失了。至於感冒，在症狀剛開始時就立刻服用，最有預防效果，也不致加重病情，它跟別種藥物不同，不會產生副作用，可以安心使用。

家庭實例・2

減輕氣喘病的發作

井關秋子（五四歲）主婦

我一直有氣喘的老毛病，兒子提議我服用蜂膠，從去年七月到現在已九個多月了。最初按指示要將膠囊咬破來服用，但試過後覺得太苦，所以還是用開水吞食，一天一粒。大約服用一個月時，有以下的發現：①氣喘發作時，還是會發出聲音，但已經不會咳了，②較以前不容易發作。醫生也說「最近的身體比較好」，由於醫院開的藥完全沒變，所以可以斷定是服用蜂膠的效果。

血壓降低且穩定，所以介紹朋友服用

砂川哲子（五四歲）主婦

我患有高血壓、肩部酸痛、腰痛、膝蓋關節等疾病，也有服用醫生所開的降血壓的藥。但大約一年多前開始服用蜂膠（最初四個月，每日二粒，現在是每日一粒，繼續服用），經過四個月，原來一四〇～九〇的血壓降到了一二〇～八〇。雖然對其他症狀沒有效果，但是能夠穩定血壓不再上升，所以我向朋友們推薦使用。

以蜂膠治病的

改善通便，減輕體重

藪內明子（三〇歲）OL

我每晚以開水服用一粒膠囊，已有十個月了。最初一個月時，就發現排便通順，原本體重四九公斤也降到四七公斤（身高一五六公分），我因此還想再減輕一點。

防止宿醉

町田弘子（五五歲）OL

爲了調整體質，才開始服用蜂膠。後來因應酬而需要喝酒，結果發現對防止宿醉也有效。

防止化粧品過敏

大船榮子（六七歲）主婦

因使用化妝品不慎，使臉部長滿了濕疹，於是到醫院治療，就在快痊癒時，因朋友介紹才使用。

服用後不但加速痊癒，也較以前容易上妝。對蜂膠的效果很滿意，也期望蜂膠能夠具有預防過敏性皮膚炎的功效。

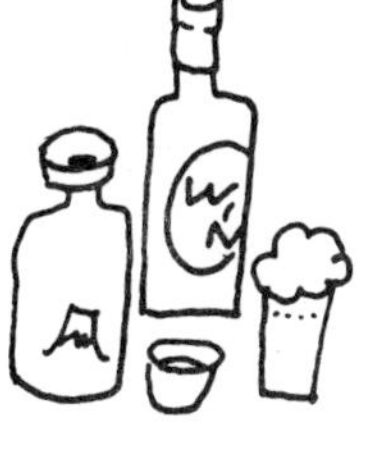

史楚拉地瓦利使用在小提琴的製造上

樹脂、樹木表面分泌的物質具有防腐性，除了能防止植物本身的腐敗，也能減少水分的散發，因爲了解此一特性，故蜜蜂製造出蜂膠就是爲了建造自己的巢穴並維護其衛生。

蜜蜂採集的樹脂，特別是松類的樹脂，將其精製化後，就能產生松脂煙油，人類則將其用來作爲油漆或清漆的原料。

清漆的主要成分也是來自於蜂膠，義大利著名的小提琴製造者史楚拉地瓦利（1644－1737）也加以利用，對音色方面有很大的貢獻。

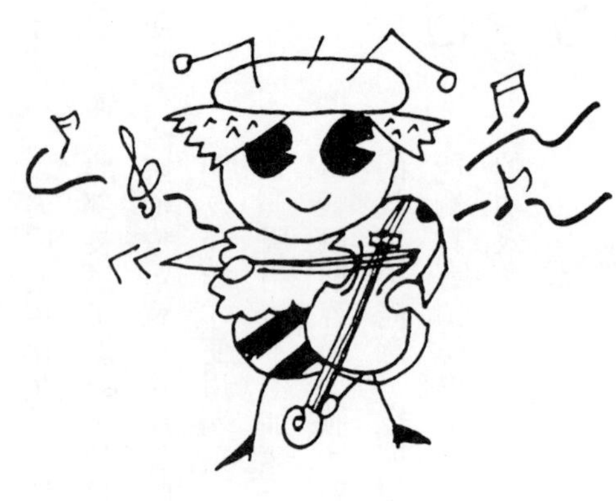

第二章

經研究發現，蜂膠還具有天然抗生素的效果

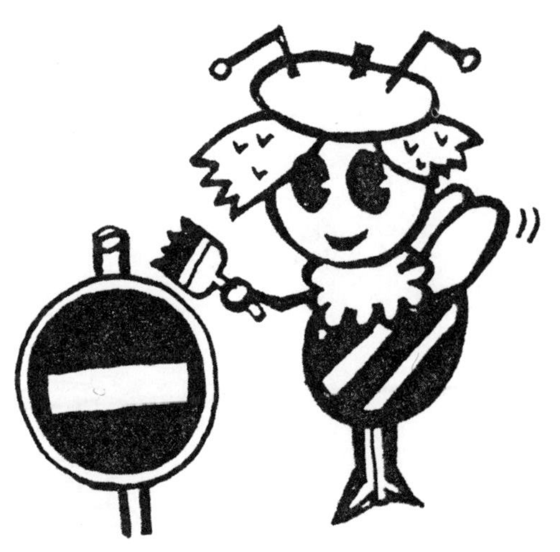

19. 讓蜂膠的價值在現代再度受肯定的二個人物

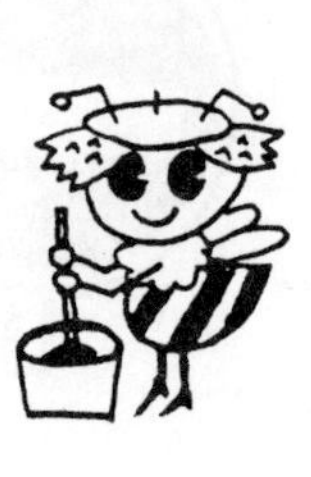

從古代到近代，蜂膠在各國只是被用作生藥的使用，到了今日，已逐漸被人們遺忘了。但經由二個人物的努力，使它再度受到重視。

一位是以研究抗生素的「干涉病毒蛋白素」而出名的法國蕭班教授（蘇爾邦大學化學研究室主任）的（對侵犯昆蟲細菌的研究）。

另一位是丹麥的K・R阿加德（一九八五年去世），他在美倫布擔任區長一職，並是個養蜂家。在他得知蕭班教授的研究成果後，也加以證實蜂膠具有種種功效，才使得蜂膠能在現代復活。

20蜂巢受「天然抗生素」來保護，這點理論是由蕭班博士發現的

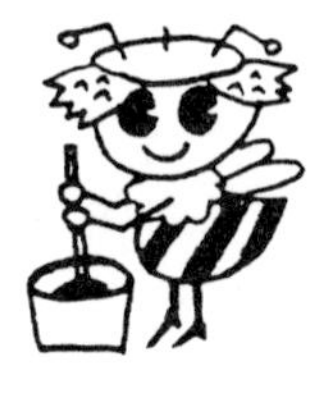

蕭班博士在一九六五～六六年間所作的「侵犯昆蟲細菌的研究」實驗，結果發現蜂巢內完全不存在別類昆蟲的有害病毒。

爲了要開發出新藥來取代盤尼西林、磺胺劑等，而作了多項實驗研究抗生素，才發現蜜蜂本身就具有某種抗生素的特性。全世界屬於西洋種的蜜蜂，經分析都具有以下七種物質——①蜂蜜②蜂王漿③花粉④蜂蠟⑤蜂膠⑥蜂毒⑦自蜜蜂體內抽出的物質——全都具有天然抗生素的特性，由此才證實蜂群爲何具有免受病原菌侵犯的能力。

21. 蜂膠可保護群體生活的蜂群的健康

對蜜蜂生態一無所知的人，認爲蜂巢是受天然抗生素保護的說法，是沒法理解的。

在只有約五萬立方公分大小的巢箱內，卻有爲數二萬～五萬隻蜜蜂聚結成球狀，它們讓球狀中心的溫度永遠保持在三四℃，以孕育幼蜂的成長並順應四季不同溫度的變化。由於蜜蜂是在密集狀態下生活，以一集工蜂的身長約十三毫米，體重九〇毫克來估計，不難想像其蜂巢擁擠的情況可不亞於上下班的尖峰時刻。

在如此擁擠的情況下，若病菌一旦侵入，就不可收拾了，所以蜂膠此刻就發揮了防止病原菌入侵的作用了。

22蜜蜂所採集樹芽的樹脂，也具有種種抗菌性功效

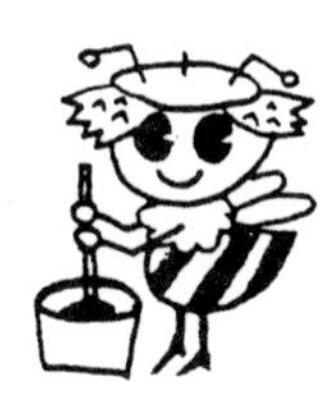

蜂膠的原料來源，以蜜蜂採集的白楊樹芽的樹脂最爲普遍。事實上，在數十年前，就已有學者對蜂膠及白楊之間的共通性作過研究，其結果就是都具有黃鹼素。

任職於法國國立農業研究所的皮爾拉比博士，將白楊抽出的萃取物對枯草菌的標準試驗菌縱作抗菌力實驗，結果報告中顯示，一公克的萃取物有一二三・九單位力價，而十公克白楊的芽只有五五・九單位力價。

另外對蜜蜂採集別種樹芽的樹脂也作抗菌活性度的研究。蜜蜂只是在自然中去採集樹脂，卻能夠形成如此高抗菌力的蜂膠。

◆蜂膠和蜜蜂抽出液的抗菌效果

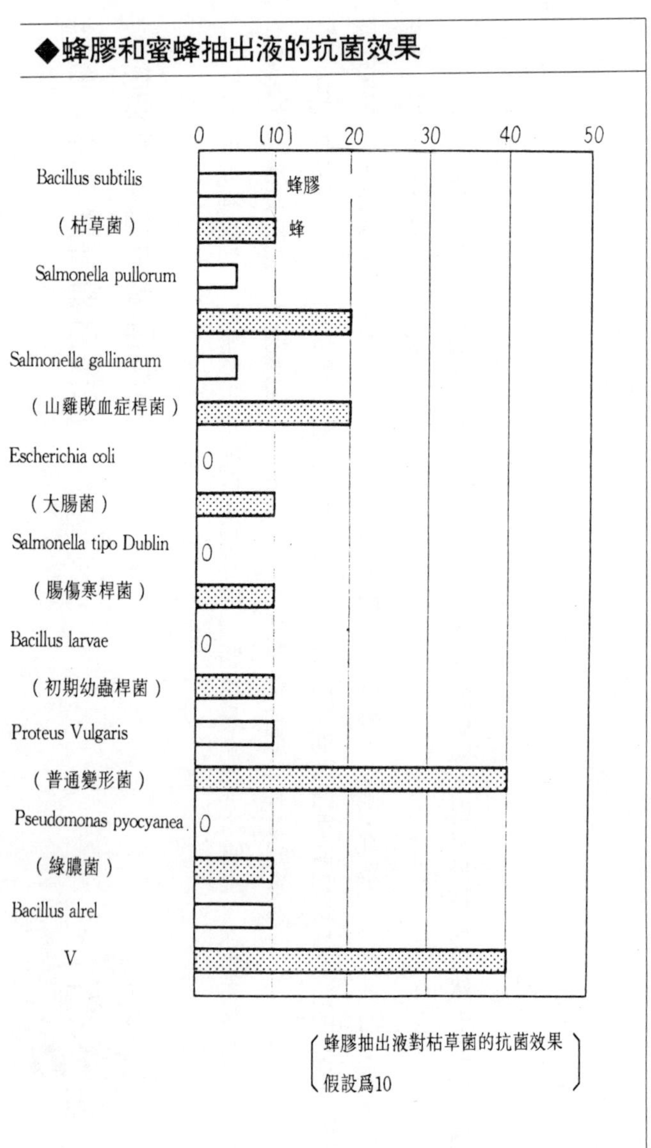

(蜂膠抽出液對枯草菌的抗菌效果假設爲10)

◆樹木對枯草菌的抗生素效果

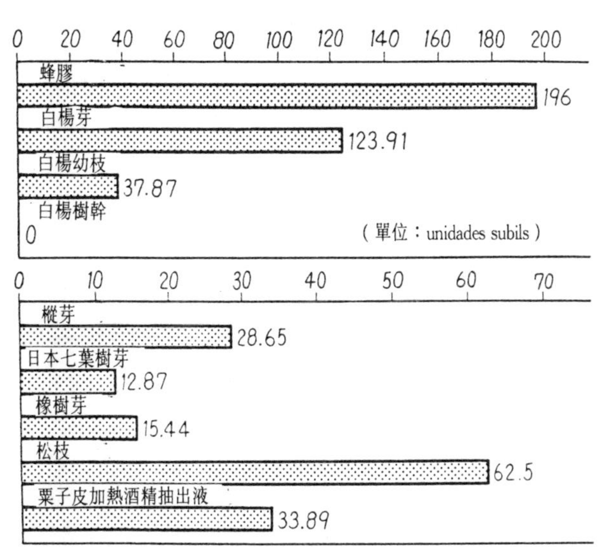

◆蜂膠和樹芽抽出液的抗菌性比較

細　　菌	蜂膠	白楊	樅	七葉樹	橡
枯草菌	+	－ +	+	+	+
綠膿菌No4	－	+	－	－	+
變形桿菌 X19	+	－ +	－	－	－
Coli bordet	－	－	－	－	－
大腸菌026＝B6.E_c5453	－	－	－	－	+ －
大腸菌044＝B5.E_c5401	－	－	－	－	
大腸菌0111＝B4.E_c5512	－	－ +	－	－	－
腸傷寒桿菌No754	+ －	+	+	+	+
山雞敗血症桿菌No38	+ －	+ －	－	+	+
S. pullorum No309	+ －	+ －	+	+	+

23. 蜂膠和蜜蜂體內的抽出液作抗菌效果比較

蜂膠的抽出液對枯草菌（Bacillus Subtilis）有很明顯的抗菌效果。以酒精抽出的萃取液，效果要高過於水，根據實驗，以一〇公克蜂膠具有三八單位爲基準，它的力價有時會達到一九六單位。

蜜蜂的生產物對細菌具有抗生素的作用，在前面已提供了自蜜蜂體內採取的物質和蜂膠作的抗菌效果比較表。

法國國立農業研究所養蜂實驗室的皮爾拉比博士，在其研究報告中證明，蜜蜂體內萃取液的抗菌效果要遠强過於蜂膠，實在讓人深感興趣。

24 蜜蜂是如何製造出具有芳香氣味的蜂膠，其中暗藏的知識，有待我們去發掘

蜂膠具有香草及肉桂混合的芳香氣味。

在前面的研究已介紹過，蜜蜂從白楊樹芽所採集的樹脂，以水抽出的萃取物，具有非常大的抗生素效果，另外也被證實其ＰＨ值酸鹼度及芳香性也與蜂膠相同。

可是在沒有白楊的地方，蜜蜂仍然可從其他樹種採集樹脂來製造出具有芳香味的蜂膠。

關於這點疑問，皮爾拉比博士則以充滿懷疑的語氣說：「爲什麼蜂膠只和從白楊採集到的物質有著同樣的香味?這是最後僅剩的疑問。」

25.蘇聯所產的膠，其成分大致與樺樹、白楊類非常相似

蘇聯科學院的自然科學部門，不斷地研究蜂膠的成分。他們將自全國採集到約九十種的蜂膠（除了遠東、中亞、高加索外）加以分析，證實出含有類黃鹼素成分的占一八種，而其中八種也與類黃鹼素有相通性。

從研究中並得知，蘇聯產的蜂膠中，十種裡幾乎有八種具有同一種成分。把蜂膠形態，依各種花粉、樹根、植物樹脂來作分析比較，有下列四組：

①樺樹類＝六五％
②白楊類＝一五％
③樺樹與白楊＝一五％
④其他＝五％

26.蜜蜂利用「天然抗生素」來保護其遺傳因子，使其種族能存活了四千萬年，且延續至今

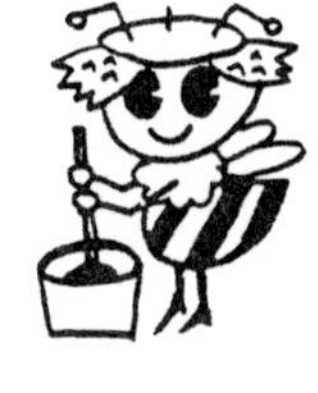

蜜蜂能在超密集狀態下生活，並杜絕病原菌，是非常令人驚訝的，除此之外，還有更驚人的發現。

蜜蜂被認爲是在約四千萬年前的地球上誕生的，事實上，從那時到現在，經不斷的研究，蜜蜂化石的外觀幾乎沒有任何改變，而且繼續生存在地球上。

而約四百萬年前，人類祖先的誕生，僅外觀上就是從猿人才逐漸演變到現代人，相較之下，約有十倍年代的差距。

爲了防禦病原菌或病毒侵犯體內，而且不會爲害遺傳因子的情況下，以自己製造出來的「天然抗生素」作防護，是多麼令人佩服的事實。

27.蜂膠具有如置於蜂巢門口擦腳墊般的殺菌作用

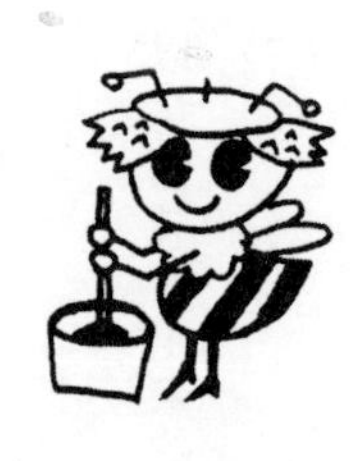

蜜蜂的產品具有天然抗生素的事實被蕭班教授證實後，蜂膠對蜂巢的作用也再度被確定。

蜜蜂是以蜂膠鞏固其巢穴的出入口，並且作成大小適合的形狀來防犯風雨及外敵的侵入。

此項功能，豈只具有物理上的意義，爲了保護以女王蜂爲中心的蜂群的健康，將蜂膠如擦腳墊般置於巢穴出入口，以達到抗菌的作用。

由於蜜蜂在進出巢穴時，身體的一部分一定會觸碰到蜂膠，於是在不自覺中就完成了對病原菌的殺菌工作。

28侵入巢箱內的大型垃圾，如蛇、老鼠的屍體，也藉塗抹蜂膠來防止腐敗

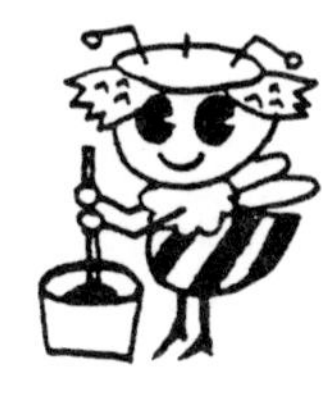

蜜蜂原本只用蜂膠來修理巢箱及防禦外敵。

卻在使用同時還發現它具有抗菌作用，於是將其利用在巢箱內的衛生管理。其實蜜蜂巢內保持地相當潔淨，因爲它的排泄都是在飛行中完成的。

一些擅自闖入巢箱的昆蟲或小動物被攻擊殺死後，由於體型過大無法搬移，這時蜜蜂則以蜂膠塗封起來，可防止屍體腐敗。

當然，小動物闖入巢箱是極少見的事，於是經由試驗，將替代品「萘」放入，只經一週時間，就完全被蜂膠密封了。

29.具有天然抗生素的蜂膠和人工抗生素，有著截然不同的作用

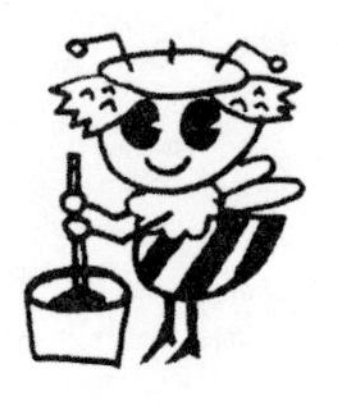

蜜蜂在出入巢穴時會接觸到蜂膠，就如同我們服用抗生素一樣，會對細菌產生免疫力。

然而，含有天然抗生素的蜂膠和盤尼西林、磺胺劑等人工抗生素，在效用上是完全不同的。我們使用的抗生素雖然會如化學兵器般有效地殺死細菌，但是會助長細菌形成抗體，效果在短時間內會減弱。

基於以上因素，在現代藥品的研究上，就有不斷開發新的抗生素的必要性。

反觀蜜蜂產的蜂膠，在歷經四千萬年來始終維持它的效應，在人體內保持穩定及有效的發揮作用。

30現代醫學用藥之所以摒棄抗生素而選擇蜂膠的三點原因

西德齊爾大學的賓德哈布斯登教授雖然明白醫藥品內含有多量的抗生素，是什麼原因讓他注意到蜂膠及類黃鹼素等物質，理由有以下三點：

①抗生素主要是對細菌發揮效力，但對病毒或真菌類幾乎沒有作用，然而蜂膠卻有效。

②使用抗生素治療，可能會產生副作用，但是蜂膠除了對少部分會產生過敏現象，其他用不著擔心。

③細菌對抗生素會有抗藥性，但對蜂膠則不會發生，如同蜜蜂生存了四千萬年以上，沒有任何改變始終穩定。

31.養蜂家——阿加德先生是經由報紙的披露才得知蕭班教授的研究成果

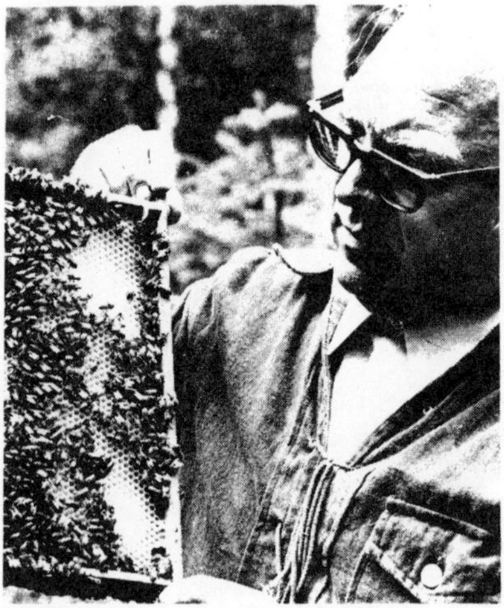

K・R阿加德是因接受了朋友所贈的一群蜜蜂，才展開了他的養蜂生涯，並且從中獲得不少樂趣。

一九六六年蕭班教授研究關於蜂膠的知識刊登在報上的部分，主張用蜂膠的水溶液塗抹在巢穴的外框，可以很有效率地製造蜂巢的方法，它只限於傳授養蜂知識的階段。

32使用蜂膠的水溶液漱口或飲用，可治療喉嚨發炎，並在幾小時內袪退四〇度的高燒

阿加德先生親身試用蜂膠的時間是在「一九六七年六月三日」那一天，雖然患了咽喉炎，但還是照舊參加了地區官廳主辦的遠足活動，可是回來後症狀更嚴重了，而且發燒到四〇度，隨即想到飲用蜂膠來試試。

把乾涸的蜂膠以熱開水溶化後再以咖啡濾過器過濾，以漱口的方式服用黃色液體二、三次，最後喝下剩餘的部分，經過數小時後就退燒到正常體溫，才二天喉嚨紅腫也消了，讓任職護士的妻子也十分驚訝它的效果。

經此，他才確信蜂膠具有抗生素的特性。

再補充說明，當時燒到四〇度高溫，喉嚨腫痛到連晚上聚餐的食物都難以吞嚥的程度，卻在服用後第二天完全消除了，於是阿加德便將其經驗遍告友人。

除自己之外，他也建議患了急性咽喉痛的同事服用，效果依舊令人滿意，因此他確定蜂

膠對任何人都有效。所以蜂膠成爲治喉嚨痛的「特效藥」的風聲傳聞開後，又治癒了好多人。

另外一次經驗是同年夏天，因眼部發炎，使用醫生開的眼藥水卻一直不見效果，於是想起何不使用過濾後的蜂膠液，結果第二天居然好了。

經過種種實際經驗，蜂膠對炎症的療效也逐漸爲人所知，於是除了向周圍的人大力推薦外，更充滿自信的著手進行蜂膠的研究實驗。

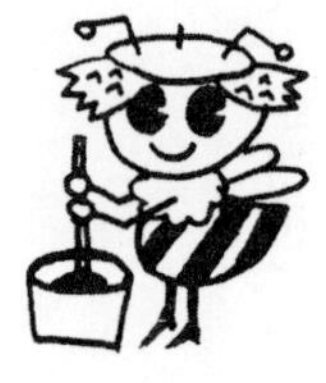

33.將蜂膠的療效向全歐推廣的丹麥人K．R阿加德

阿加德在一九六七～七三年間，將蜂膠的研究實驗分成五次來作一系列有關的報告。雖然我們無法獲知詳細內容而有些許遺憾，但有助於醫院治療實例的統計，其中包括了斯堪地那維亞半島上的一萬六千人。

被奉爲聖典的「蜂膠——通往健康之道」這篇文章，有以下的記載——

蜂膠確實具有療效。特別是對耳、鼻、咽喉方面，其他還有頭部（臉、口腔喉嚨、耳、鼻）的細菌或疾病的病毒最有療效。另外若將蜂膠與食物混合攝取，對治療泌尿系統的發炎，也很有效。

34.收到寄來的二百二十封信中，有二百十四封——表示「有效果」，占了百分之九七

K·R阿加德在一九七三年四月間的實驗中，將任意抽出的二二〇封來信（女性占有三分之二）作蜂膠代表性的分析介紹。

其中表示「有效果」的信，占了百分之九七（二一〇封），能治療的疾病可參見下頁圖表。

剩下的百分之三中，有三件會產生過敏，另外三件則只說「没效果」。

蜂膠因爲是安全的健康食品而被廣泛利用。要知道，甚至連米或小麥都會引起過敏，不過這種機率幾乎是微乎其微。

200封信中治療痊癒的疾病

尿道感染症、上頷竇炎、傷口的治療、感冒、流行性感冒、喉嚨痛、眼睛炎症、痛風、耳朵疾病、慢性頭痛、口腔炎、扁桃痛、肺的疾病、發疹、濕疹、關節炎、支氣管炎、胃炎、腸炎、潰瘍、癌、膽結石、腎臟病、帕金森氏病、硬化症、循環器障礙、牙痛、聲音沙啞、疣、凍瘡

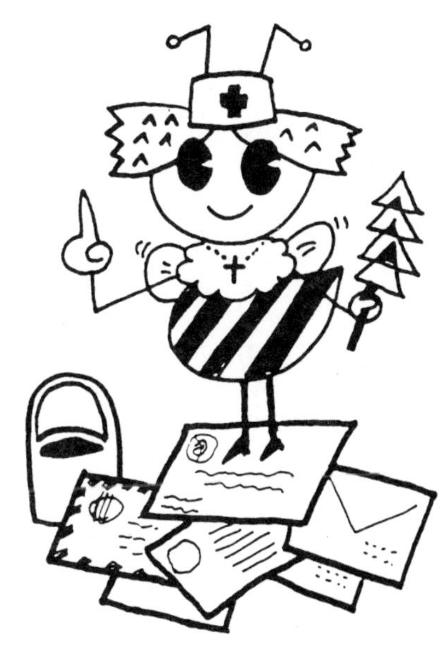

35 市面上出售的蜂膠，可分為五類

K·R阿加德為確定蜂膠的療效，以一萬六千人所作的實驗結果，將蜂膠分為五類。

為了研究蜂膠並且活用，將其分類，是有必要性。

①塊狀　②顆粒狀　③粉末狀　④固體蜂膠　⑤液體蜂膠。

①②與④的一部分是未經加工處理過，而③④⑤則是以溶劑溶化後，再製成粉末狀、藥片狀、液體狀——作為區分。

北歐的市面上就出售多種類型的蜂膠。

36.一般服用蜂膠的方式，多半以開水吞食或滴入開水中飲用

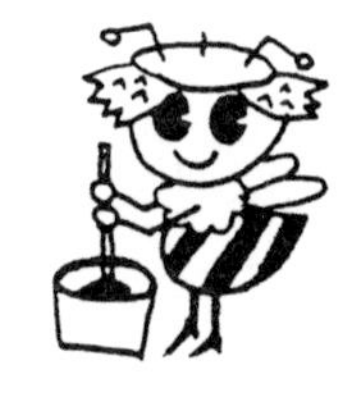

一般服用這五種類型：粉末、藥片、顆粒狀、液體狀、塊狀等的蜂膠時，無論以開水吞食或滴入開水飲用，都是在空腹狀態，一天三次。

在此，阿加德亦對極少見的塊狀及固體狀的蜂膠，作了特別說明。

在使用塊狀或固體狀時，將一～三公克的份量，每天花一～二小時，以細嚼方式讓它和唾液充分混合，它所强調的是以口腔內的濕氣和溫度可維持其安定狀態，並在幾分鐘後產生抗生素的效果。咀嚼塊狀的方式對臉、口腔、喉嚨、耳朵、鼻等頭部的炎症，特別有效，另外，和唾液混合後的蜂膠，對燒傷及皮膚病尤其有效。

37.若要充分發揮蜂膠的有效成分，必須以舌頭在口腔中摩擦，才能產生直接效用

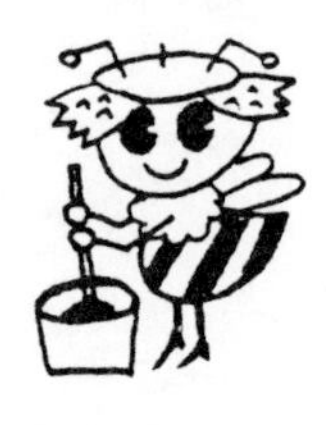

蜂膠有口服膠囊、含維他命C的小兒口服用藥片和液體狀、軟膏粘膜塗抹劑、漱口用的液體等。

口服用的藥，並非以吞嚥方式服用，而是利用舌頭的摩擦，將其有效成分在口腔中充分發揮，這種方式最適用於上氣道炎及口腔炎的治療。軟膏則是使用在像燒傷、皮膚炎、局部濕疹等症狀。特別是治療口腔炎的口瘡部位、齒槽膿漏部位，將藥劑抹在口腔粘膜部位，再加以按摩即可。至於漱口用法，則不再重複說明。

由於口服用液體的有效成分不定，加上味道也不討好，所以我並不太推薦，需要適時的配合才能有效的使用。

38 即使加熱調理，蜂膠的效果也不致受到影響

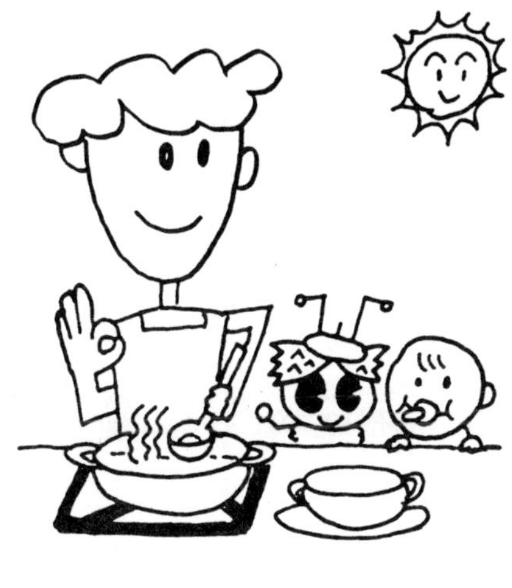

因研究蜂膠抗菌作用，而聞名的皮爾拉比博士，也證實了蜂膠經加熱後也不起變化的事實，他以一二〇度高溫蒸上三十分鐘，結果完全不起變化。

由此可知，即使將蜂膠加在嬰幼兒食物中調理，也不必擔心。所以蜂膠可廣泛地用於家庭中，是指日可待了。

家庭實例·3

服用二個月，血壓就下降了

岡谷惠子（服裝顧問）五六歲

因讀到關於蜂膠的書，才發生興趣，於是每天早上服用一次，感到疲勞時，晚上再服用一次，我是高血壓患者，所以每天三次固定服藥，血壓一直維持在一六〇～一〇〇。在服用蜂膠後的二個月，發現已降到一四〇～八二。現在只需每天服用一～二次的藥，於是樂於繼續服用的蜂膠。

度過了一年沒患感冒的冬天

槙田敏江（三〇歲）OL

因爲得知蜂膠對很多疾病的療效，於是從去年九月開始服用。即使這個冬天發生全國流行性感冒，我也安然度過。過去每年都會因感冒而卧病在床，以後再也不患了。

一天一粒膠囊，治好了牙齦發炎

重村明美（二二歲）OL

因牙齦發炎，在朋友推薦使用蜂膠時，還曾經懷疑地認爲「真的有效嗎？」但實在腫痛的厲害，卻在服用的二天，既不痛也消腫了。

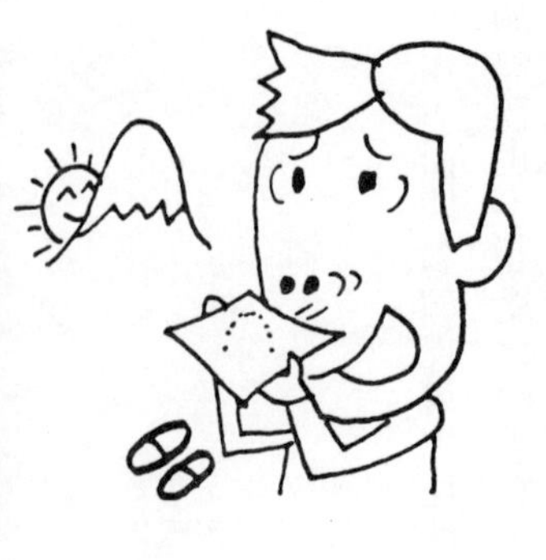

以蜂膠治病的

治癒了過敏性鼻炎及車禍的後遺症

染谷一文（一三歲）自營業

大約一年前開始服用蜂膠，但在服用後的二～三個月才出現效果。。

過去經常患口腔炎，患病初期的一週內會十分疼痛。

於是自膠囊取出粉末狀蜂膠，直接塗抹患部，一～二天內疼痛就消失了，認爲「太棒了」所以繼續服用，將近一年的時間，口腔炎不曾復發過。

因患有過敏性鼻炎，如果再加上感冒，除了流鼻水之外，還會流眼淚，在忍受不住時，將膠囊中的粉末取出，直接吸入鼻內，卻意外地止住了鼻水與眼淚。

所以，日後流鼻水時都如法泡製。

另外，曾因車禍意外，這幾年來每月都飽受三、四次頭痛之苦，但自從服用蜂膠後，頭也不再痛了，我認爲效果太好了。

現在如果偶爾煙量很大時，就會服用蜂膠，一天二～三粒。

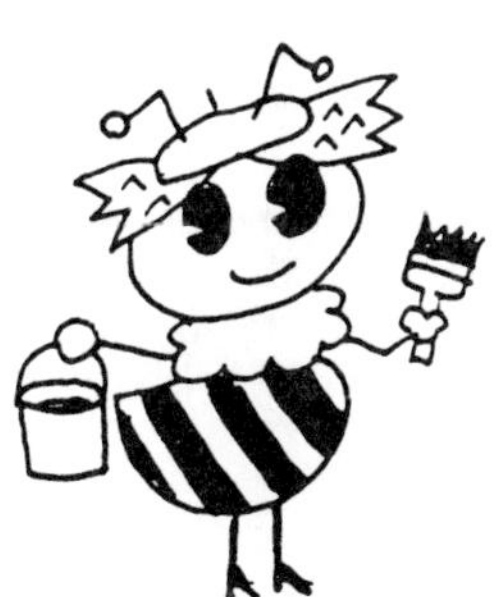

家庭實例·4

夜間不再因頻尿而醒來如廁

小島富良（五五歲）

因患胃腸病、腰痛、白癬、疲勞、夜間頻尿等症狀，經堂兄弟介紹服用蜂膠後，則不再發生頻尿現象了。

過去因對狩獵有興趣，曾看過熊捕食蜂巢，懷疑是否具有某種藥效，現在則確信蜂膠的效用了。

以早晚各一粒方式服用一年了，在最初一個月時白癬痊癒了，腰痛也減輕許多。我妻子也患有同樣這兩種毛病，她在服用後也痊癒了。

另外她還受膝蓋水腫（需要抽水）、四十肩、低血壓、胃潰瘍等病的煩惱，服用後，再不用去醫院求診，恢復了原有的健康而繼續在工作。

血壓下降、疲勞消失

菅原佐智子（七三歲）主婦

除患有高血壓，又容易疲勞。一年前孫子推薦我服用蜂膠，最初一個月時，發現血壓從原來的一五〇～九〇降到了一二五～八三，所以認為很有效（現在血壓只有一二〇～八四）。

另外有效的是體重由六三公斤減到六一公斤（身高一五三公分），不再感到疲勞、口腔炎也痊癒了，我會繼續服用以維持健康。

以蜂膠治病的

對口腔、喉嚨的疾病、相當有效

波川千鶴（二五歲）上班族

因感冒、喉嚨痛而將膠囊咬破吞下的方式服用，結果喉嚨痛漸漸改善了。

後又經患有牙齦發炎及齒槽膿漏的人推薦服用，也能止痛，覺得很開心，但我認爲還是要採用咬破的方式服用，才有療效。

快速消除疲勞

杉山惠美子（四七歲）

因爲兼差擔任社福義工，每天從早忙到晚。但我原本患有心房纖維顫動的老毛病，必須避免壓力過大，保持睡眠充足，攝取自然食品（無添加物、無色素、無農藥）爲主。

經女兒推薦，每天服用一粒膠囊，印象中從去年秋天以來，疲勞很快就能消除。

把蜂膠溶化在蜂蜜中的作法

把蜂膠溶化在蜂蜜中先作成製品放置，以備喉嚨痛時即可服用。蜂膠有苦味，所以把蜂膠加入調味較易入口，可以保護喉嚨，是冬天的常備藥。

將粉末、萃取物與少量蜂蜜混合直到較不感到苦味的程度，但不要過度加熱，否則會稍微降低蜂蜜中的維他命成分。

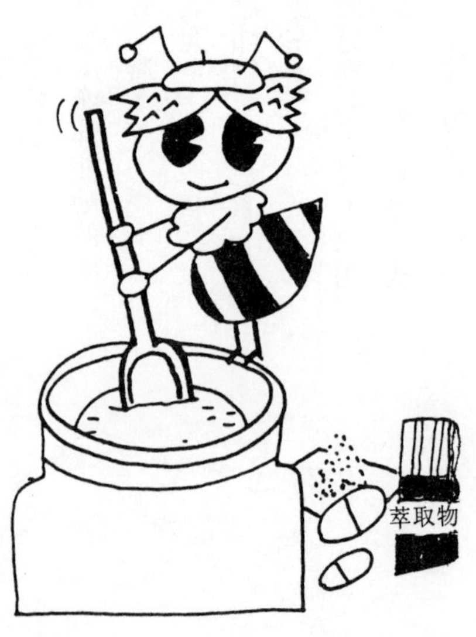

第三章

蜂膠中的主要成份
類黃鹼素的多種作用？

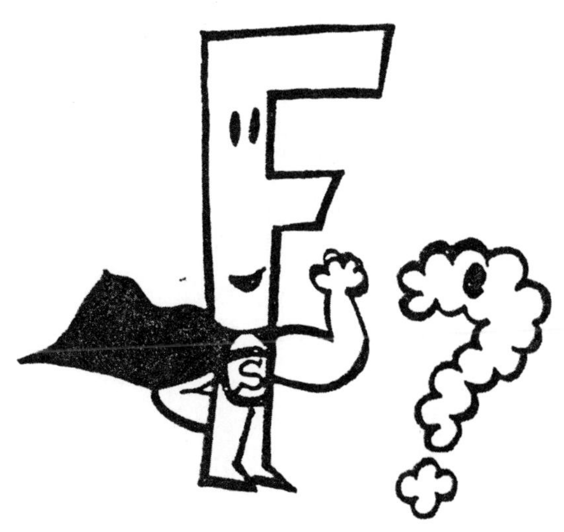

39.蜂膠的效用來自於類黃鹼素的理論是由賓德哈布斯登教授證實的

法國索爾邦大學生化學研究室主任蕭班博士在一九六〇年代中期發現蜜蜂的七種天然抗生素特性後，對外發表，而養蜂家K・R阿加德則是藉其發表而觸動親身體驗蜂膠效用的想法，並加以收集，才使得二十世紀初幾乎已被社會遺忘的蜂膠，又重現舞台。

加上西德齊爾大學的賓德哈布斯登博士於一九八〇年的「第五次研究蜂膠的國際座談會」（在保加利亞）上，對類黃鹼素是蜂膠的主要效用來源作了發表後，更重新肯定蜂膠在化學上的價值。

40蜂膠的主要成分類黃鹼素，對三種酵素有抑制作用

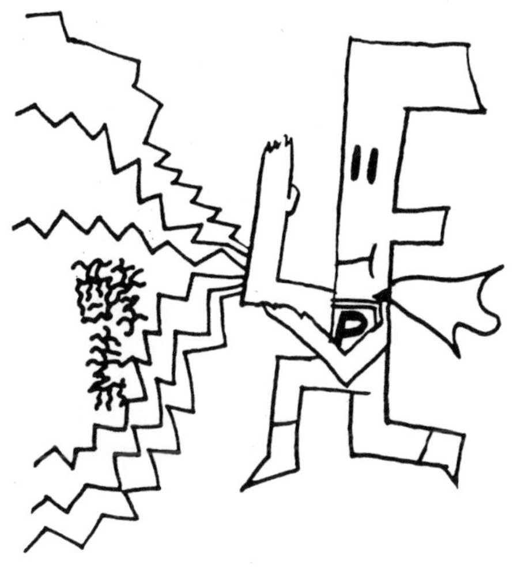

類黃鹼素可抑制以下三種酵素。

①水解酵素。

②轉移酵素。

③氧化還元酵素及氫氧化酵素。

賓德哈布斯登博士就是以這三種酵素作用爲基礎，對「蜂膠＝類黃鹼素」的說法，提出有力實證。

可促進化學反應作用的酵素

人體内有很多以一定方向和秩序進行的化學反應。能促進化學反應並具有觸媒作用的蛋白質，稱爲酵素。

生體内具有多種多樣的酵素，酵素的觸媒反應有如鑰匙與鑰匙孔般有極爲特殊的關係。以活性化劑、作用器、阻礙劑等等化學物質來調節觸媒活性，而補酵素、輔因素等非蛋白質的成分也與反應有關，可控制體内的化學反應。

酵素可依其反應形式，分爲下列六種：

①氧化還元酵素

②轉移酵素

③水解酵素

④滲析酵素

⑤異構化酵素

⑥合成酵素

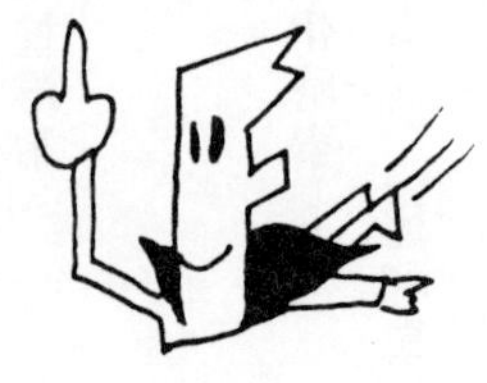

41. 類黃鹼素具有抑制能量通貨（ATP）的分解作用

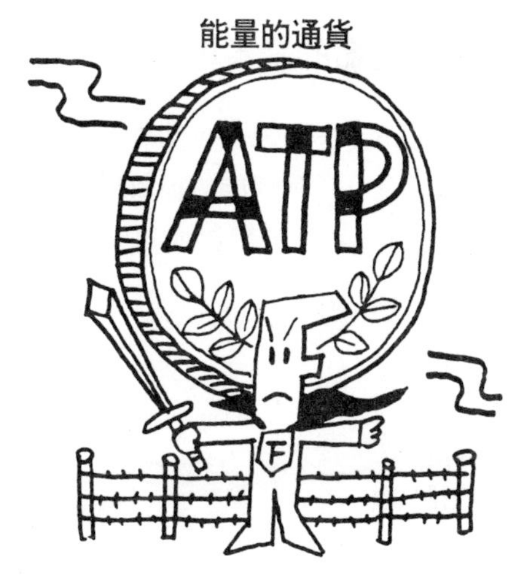

類黃鹼素含有分解ATP的ATP分解酵素，對ATP酶的活性（氫氧化酵素之一）有抑制作用。

ATP與物質分解能量的保存與合成，有很大的關聯，一般稱作「能量通貨」其分解與阻止作用是類黃鹼素很大的作用之一。

細胞是構成生命的基本單位

人體細胞的總數約五十～百兆個，當然，各個有其大小、形狀之分。具有種種機能的多數細胞，會加以聚集來形成肌肉和神經的組織或器官（臟器）。

◆動物細胞的構造

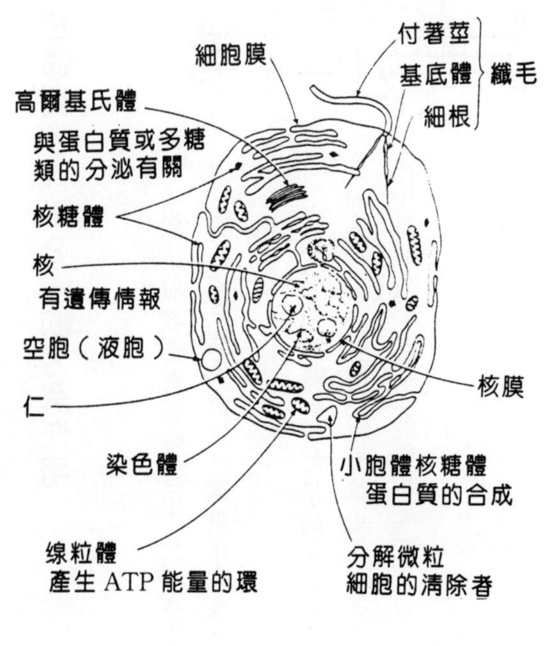

42藉ATP充分生產「精力的根源」，來維持生命力

ATP是所有在地球上生物的共有物質，例如：靜止狀態下的哺乳類的骨骼中，每一〇〇公克含有〇·三五～〇·四公克的ATP。將ATP精製化後作成的白粉，連阿米巴也會加以利用其能量通貨的特性。

類黃鹼素抑制ATP分解酵素的作用，可比作其在細胞內很圓滿的製造貨幣後，並加以貯蓄起來的作用。

總言之，ATP是「精力的根源」。我們的身體就是藉由每個細胞順利地充分生產ATP的活動，來維持生命力。

43.被體內吸取的能源，最終會轉變成ATP形式

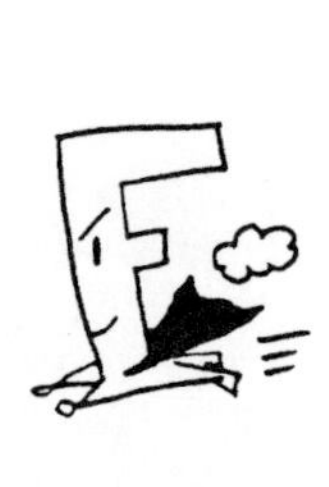

ATP是屬於三燐酸腺苷酸的一種物質。腺苷酸是由三種燐酸物質結合而成，在下頁的圖表中有說明。

其中末端的二種燐原子（P）是「高能量燐酸結合」，藉由這種特殊的結合，來分解產生高能量。

當運動或物質行合成作用時，細胞的能量來源是將酵素分解ATP轉換成ADP（二燐酸腺苷酸）後加以利用。至於行呼吸作用行分解葡萄糖的過程，則是倒過來由ADP合成ATP後加以貯存，以供細胞的需求。

◆ATP 的能量構造(a)——獲得反應(b)

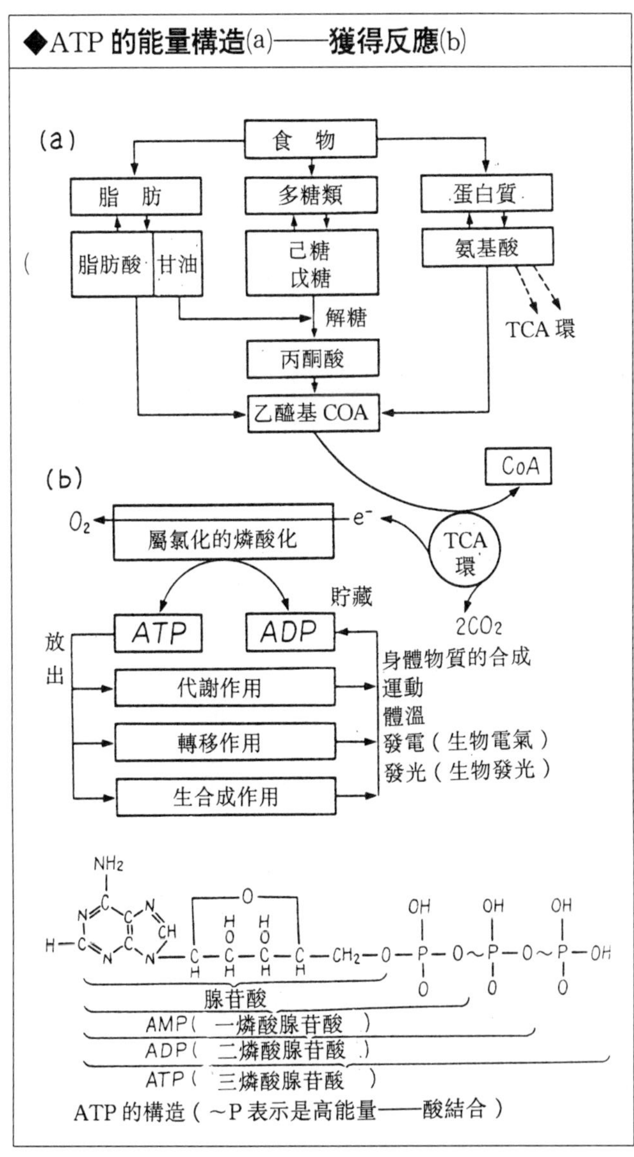

ATP 的構造（～P 表示是高能量——酸結合）

44現代人細胞內的ATP值下降、顯示生活力不足的現象

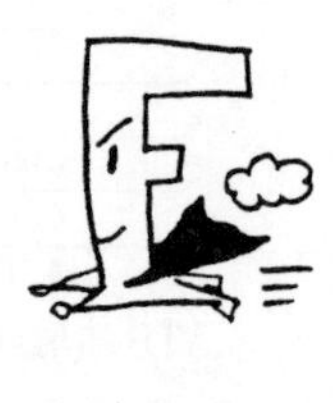

近來由於細胞內ATP濃度下降，而頗受重視。隨高度文明化的演變，腦及肝臟的過度勞動，被認爲是加重ATP需求的主要原因。

其中一例就是被稱作富貴病的痛風的增加，ATP的不足會促進代謝嘌呤及尿酸的生成，特別是在年輕人身上常發生。

人體的細胞內，只要ATP作有效率的生產，就能保持細胞的旺盛活力，而疲勞的物質或老化的廢物可得以順利排出體外，即使稍有病痛，也可防範於未然。由此可知，蜂膠＝類黃鹼素所扮演的角色是何等的重要。

45 對細菌或病毒等異物的侵入，會採取對抗異己的方式來防範的免疫反應

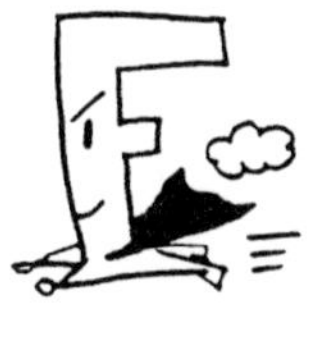

人體對侵入的細菌或病毒並非毫無防範能力。生體會爲了排除異己而形成自我組織的保護功能，稱做免疫反應。類黃鹼可以强化其作用。

細菌或病毒（抗原）一旦侵入（感染），身體內則會製造出抗體來抑制細菌等的繁殖，以維護健康。

具備免疫作用的因子——淋巴球和抗體即會識別出自己與異己的差別而加以篩選。也稱作T細胞的淋巴球，會擔任破壞細胞中心的角色，在胸腺內將其完全分化。把與抗原反應的結果，分化爲抗體產生細胞並繼續製造抗體工作的，則是B細胞。

46具有巨噬作用的T細胞與B細胞的結合，會形成防禦抗原的狀態

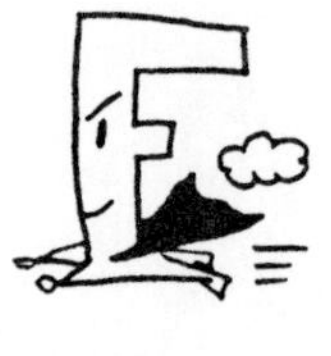

人體內遭受到異物（抗原）侵入時，會在粘膜表面等分泌出抗體並予以中和來構成防禦力，然後由吞食細胞將異物吞噬並消化。吞食細胞是指血液中的嗜中性白血球和巨噬細胞及組織巨噬細胞。

將抗原包圍的巨噬細胞若遭到抵抗，則會藉助T細胞所釋放的巨噬細胞的活性化物質·Lymphokine加以殺菌。T細胞是按抗原的種類來傳遞訊息給B細胞以製造獨特的抗體。有過敏體質的人，是因製造Ig E的抗體與肥胖細胞結合後，等待抗原並與之結合所引起的過敏反應。

47.類黃鹼素能警覺發現人體的病痛，所以被稱為義勇消防隊

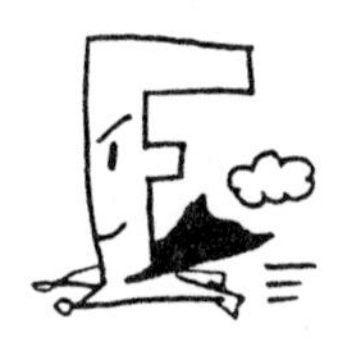

對強化及保護人體防禦情勢，類黃鹼素扮演著舉足輕重的地位。證實此項說法的賓德哈布斯登教授表示，如果將體內具有免疫作用的巨噬細胞或B細胞比作職業消防隊的話，那類黃鹼素就如同是義勇消防隊，它有以下的作用。

①它會促進正規消防隊的行動，以防燃燒的發生。

②平常則具有調節職業消防隊狀況的作用。

類黃鹼素加强身體警戒情勢網越大，健康保持的機率也就越大。

48類黃鹼素藉強化巨噬細胞或B細胞的作用來消滅「侵入者」

類黃鹼素的免疫機能有以下二種：

①當巨噬細胞在細胞表面形成凹陷以便吞食敵人時，類黃鹼素則扮演護膚膏般的作用潤滑其表面，並促進凹陷的形成。

②粘貼可辨識攻擊目標的碎片標誌在細胞外壁，協助T細胞作確認，以便由巨噬細胞來粉碎敵人。

T細胞確認②後，會釋放出信號物質招來巨噬細胞、殺手細胞，將侵入者一舉消滅。類黃鹼素不僅對巨噬細胞有強化免疫機能的作用，對B細胞也有同樣作用。

49.類黃鹼素所製造的「干涉病毒蛋白素」，具有保護細胞免受病毒侵犯的作用

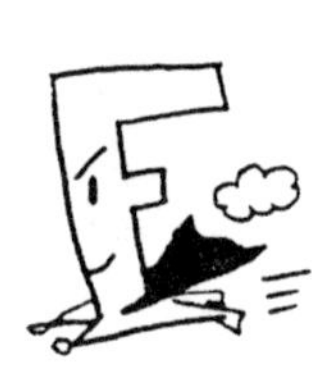

干涉病毒蛋白素（簡稱ＩＦＮ）是一種可治療癌症、不可思議的物質，它是不同於免疫抗體的抗病毒物質，目前為止所發現的有三種不同的抗原型——α、β、γ。ＩＦＮ並非採用直接攻擊病毒的方式，而是藉生體各細胞在病毒等入侵時造出ＩＦＮ的基因，將細胞代謝系狀態的短暫變化，以對付細胞本身的方法來防禦病毒的感染。

誘發ＩＦＮ的物質如病毒或細菌等等稱做ＩＦＮ誘導物，類黃鹼就被認為是其中之一。

另外，ＩＦＮ對標的細胞抗原不產反應的作用，可活化自然抗體·ＮＫ細胞的作用，使它出現並發揮殺死病毒的作用。

◆發病（腫瘤、病毒性疾病）時間的經過和身體內防禦機構活動的各細胞各因子的關連性

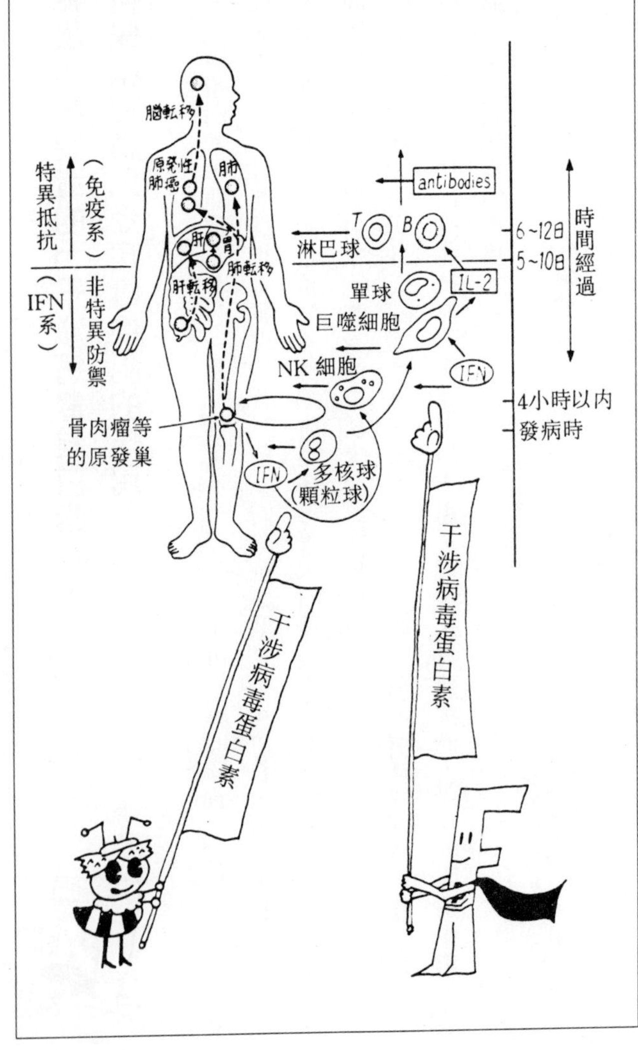

50 微生物所製造的抗生素，人體會判斷為「異物」

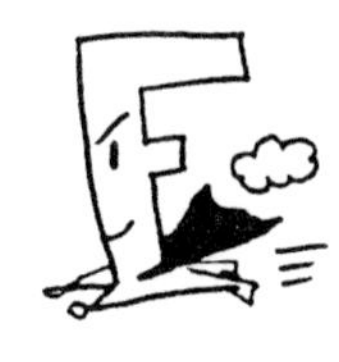

抗生素是由放線菌等的微生物製造出來的低濃度化學物質，它主要由以細菌爲中心的微生物細胞發育成的阻礙物質。由於製造抗生素的微生物在進化史上的地位低於人類許多，所以人類組織將其視爲異種物體。我們體內的免疫機能對任何異種物體都會採取警戒狀態，因而製造出抗體。

如此一來，抗體不僅要與壞的細菌軍團作戰，同時還需對抗前來支援的抗生素。

人體由於異物的存在而有解毒的必要，所以會加重肝臟的負擔。

所以使用抗生素作治療時，應注意不可超量。

值得注意的是，除非戰鬥狀況經常發生，否則沒必要產生「抗生素恐懼症」。

類黃鹼素會成爲天然抗生素的優點，其主要成分是來自於高級生物樹木的芽。

在進化史的歲月中，植物的歷史較人類要長久的多，不過以動物歷史來論，兩者則有許多重疊的部分。我們若得不到來自蔬菜類中的多種營養素，就無法生存，同樣道理，類黃鹼素與我們組織大部分的新陳代謝有著相通性，所以人類免疫機構多半不會將其視爲異種物質。

這點是抗生素與類黃鹼素最大的差異，即使將具有抗生素作用的蜂膠作爲食品也不必擔心。

51.類黃鹼素具有阻止過敏反應的作用

過敏是因肥胖細胞、組織胺等的化學傳達物質游離時導致抗體與抗原所產生的反應。

屬於過敏體質的人，因IgE抗體與肥胖細胞結合後，等待去對付抗原，若IgE抗體和抗原結合後，使得如同觸動開關般的爆破裝置迴路會發生連續反應，致使肥胖細胞爆炸並釋出化學物質，這種由ATP合成的物質就稱作環狀AMP。

IgE抗體與肥胖細胞結合→環狀AMP的合成→蛋白質激酶的活性化→引起爆炸（細胞溶化釋出化學物質）組織胺的游離→毛細血管膨脹→組織血液流通量降低→引起過敏症狀（支氣管收縮、皮膚發紅）。

因類黃鹼素對分解ATP的ATP酶有抑制作用，一旦抗原和IgE結合後，環狀ATP的合成即受到阻礙，如此可防止肥胖細胞中游離的組織胺。根據推測，被分泌出的帶正電的組織胺，會使鈣離子活性化以維持組織胺的中性。

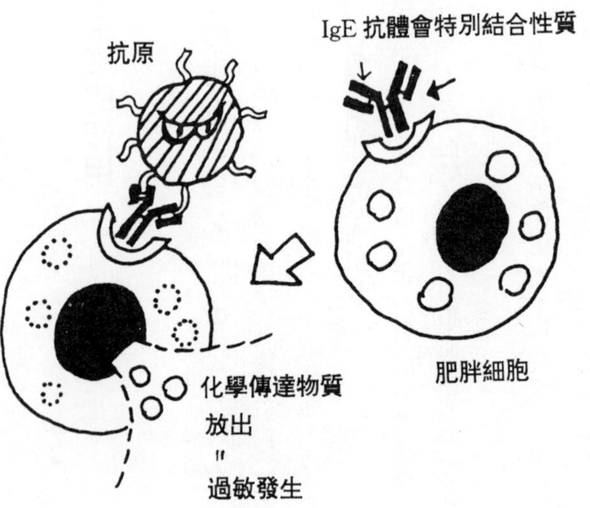
IgE 抗體會特別結合性質
抗原
肥胖細胞
化學傳達物質
放出
〃
過敏發生

◆免疫系統的形成與免疫反應

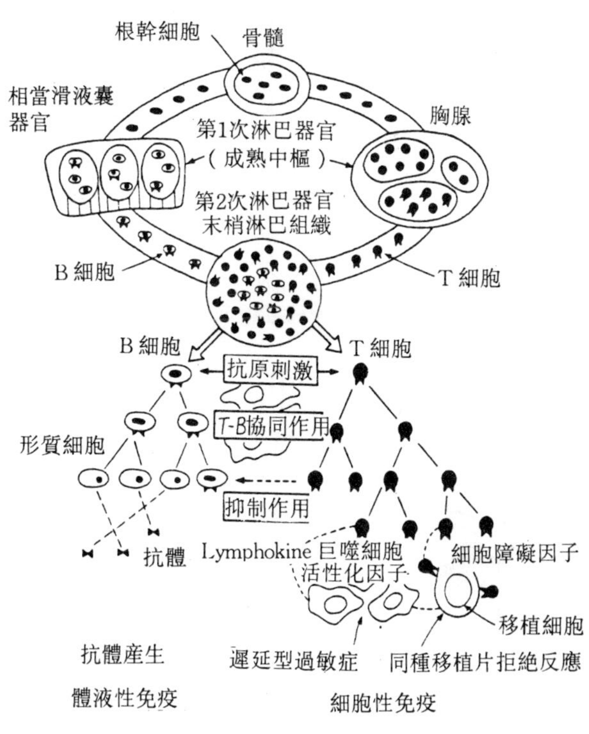

◆免疫反應

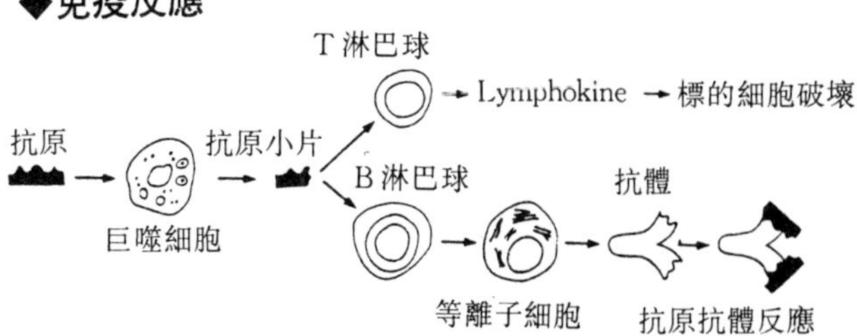

52 類黃鹼素藉參與膠原的合成，來強化結合組織作用

類黃鹼素會抑制粘液多糖的水解酵素的分解，以保護維他命C中膠原纖維的合成。

膠原中含有多量胺基酸（羥基脯胺酸），它是胺基酸・脯胺酸的羥基置換後由脯胺酸的羥基酶和類黃鹼素等促進合成的，由羥基脯胺酸在膠原分子間作成橋樑，以固定粘液多糖。

因此可知類黃鹼素有強化結合組織作用。

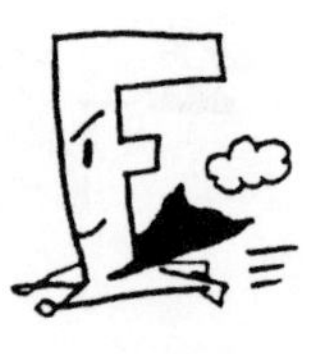

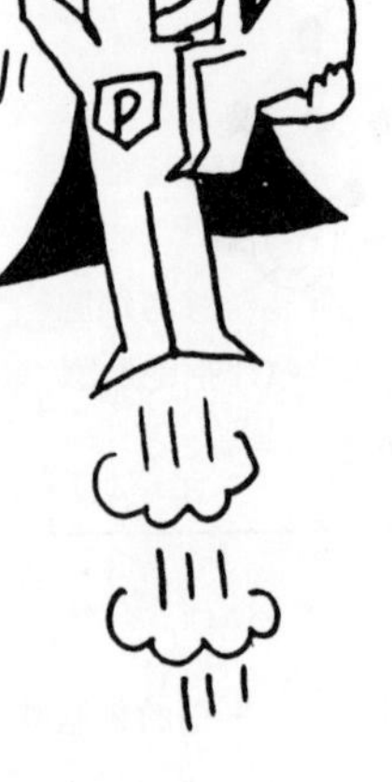

53.類黃鹼素藉強化結合組織來防禦種種疾病

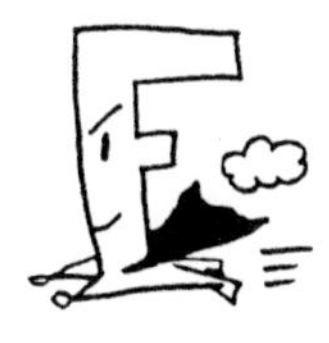

强化結合組織對我們的健康，有以下的作用。

①它所合成的堅固結合組織，使得癌、病毒、細菌及其他侵入因子不易入侵，使生體免受結合組織疾病的感染。

②類黃鹼素具有促進膠原和粘性多糖的合成作用，可增加血管壁的耐久性。因此對諸如血管性的疾病——如高血壓及動脈硬化等、循環器疾病、糖尿病、壞血病、齒周炎都可發揮效能。

總之，類黃鹼素使得體內具有酵素抑制作用、細胞膜活性作用、防止氧化作用、强化結合組織作用等等。

54 類黃鹼素的強化結合組織加上免疫反應，可控制炎症及阻止傳染病

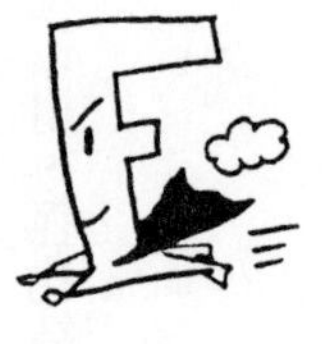

經由下列四種炎症機構的刺激，助長了身體罹患傳染病等感染症。

①免疫反應。②化學向性（受媒質中化學物質濃度差的刺激才成爲向性，如細菌對肉汁有正的向性，對酸性肉汁則是負的向性）。③含有血液凝固反應。④感染部位的毛細血管流量（由荷爾蒙控制）。

類黃鹼素會經由血管周圍平滑肌的作用及對血流量的調節來應付炎症機構，除此之外，它還可控制細胞膜中電解質的透過性，以隔除感染。強化結合組織或免疫反應，再加上這種作用，才能預防傳染病。

55類黃鹼素可調整胃腸功能，對潰瘍等也有效果

關於服用蜂膠後「胃好多了」「十二指腸潰瘍痊癒了」「腸的情形獲得改善、便秘消除了」或是「食慾增加了」等這類的報告很多，但其療效實際上是由以下三種作用帶來的。

①類黃鹼素，會放鬆神經組織的副交感神經枝（支配皮膚或腸管的分泌腺及平滑肌）。

②類黃鹼素，會使肌肉細胞中的鈣離子活性化。

③類黃鹼素，會提高腦髓等物質的分泌及減輕身體的疼痛。

以①②來紓解胃腸肌肉的緊張，恢復其正常機能，進而預防胃腸的潰瘍等等，③使胃腸引起的疼痛獲得相當的改善。

56.蜂膠具有抑制前列腺素（ＰＧ）形成的功用，故被稱為「天然的阿司匹靈」

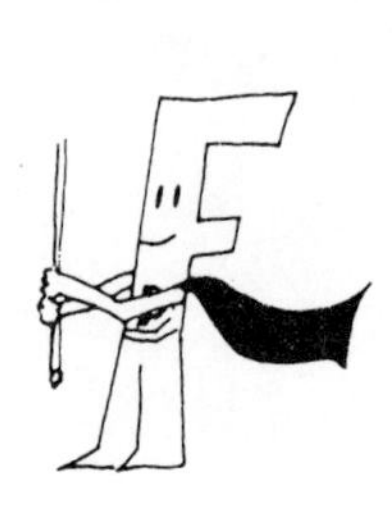

前列腺素（簡稱ＰＧ），是在動物組織内合成的生理活性物質，它具有荷爾蒙般調節身體各組織的作用，可參見下頁圖表，還被認爲有某種ＰＧ及與炎症有關的種種消炎劑，在某種階段會阻礙ＰＧ的合成，其具有抑制ＰＧ形成的效果，故被認爲是出名的鎮痛劑——阿司匹靈的製造原理。

根據齊爾大學化學研究所的報告，類黃鹼素與新陳代謝有關的作用，可幫助ＰＧ的形成，但過多的ＰＧ則會妨礙它的形成。蜂膠因具有ＰＧ形成的抑止效果及對疼痛發揮的效用，故稱爲「天然的阿司匹靈」。

◆前列腺素（PG）的生物活性

PG	生　物　活　性
PGA_2	血壓下降
PGB_2	血壓下降
PGC_2	血壓下降
PGD_2	血小板凝集阻礙
PGE_2	血壓下降，血管擴張，血小板凝集阻礙（E_1），胃液分泌抑制，腸管運動亢進，子宮收縮，利尿，支氣管擴張
$PGF_{2\alpha}$	血壓上升，血管收縮，腸管運動亢進，子宮收縮，黃體退化，支氣管收縮
PGG_2	血小板凝集誘發，動脈收縮，支氣管收縮
PGH_2	血小板凝集誘發，動脈收縮，支氣管收縮
PGI_2	血小板凝集阻礙，動脈弛緩，血管滲透性亢進

前列腺素 F_2

57.類黃鹼素對ＰＧ的過度反應，能產生踩煞車般的抑制效果

根據推斷，蜂膠具有的ＰＧ抑制作用，對牙痛或被蟲螫、刺傷等有局部麻醉的效果，它不像阿司匹靈會傷害，對肝臟也無害，更不像治療胃、十二指腸潰瘍的藥般會引起神經障礙。

ＰＧ會使皮膚或內臟血管出現的傷口變小，並會刺激中樞神經系統，對疼痛發生警報。因爲血管壁的修復工作是由膠原來執行，然而ＰＧ會藉促進活性氧氣的產生來破壞膠原，這時類黃鹼素抑制ＰＧ的作用，就可讓膠原修復傷口的工作得以順利進行。

ＰＧ也有引起過度反應或作用時間過長的缺點，因此類黃鹼素會以踩煞車的方式抑制ＰＧ作用來減輕疼痛。

58 類黃鹼素具有預防煤焦油化合物活性化後產生的致癌物質作用

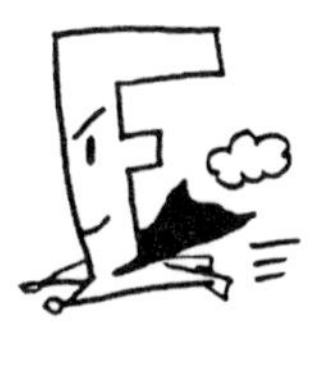

大家都知道，香煙、石油、煤炭、天然瓦斯等石化燃料燃燒產生的煤焦油化合物是致癌物質，特別是多環炭化氫苯芘會因氫基置換的活性化而成爲强力的致癌物質。

煤焦油化合物在體內被氫氧化酵素活性化而形成與酸基（腺嘌呤、胸腺鹼、鳥嘌呤、細胞嘧啶）的結合，但是酸基會因煤焦油妨礙基因的複製，而在基因內引起突變。突變的基因這時如果進行蛋白質的合成，就會引起癌細胞的無限制自我繁殖，因此，類黃鹼素就擔任了防止煤焦油化合物活性化及預防癌症的工作。

59.類黃鹼素將細胞活性化的作用，可使身體充滿活力以預防老化

類黃鹼素或荷爾蒙，對細胞的活動十分注意，若與細胞膜的受體結合會生成存在細胞膜局部的核腺酸環化酵素（以ＡＴＰ爲基質，生成環狀ＡＭＰ和焦燐酸反應的酵素）作用，同時靠能量蛋白激酶會使細胞活性化。

若細胞內的環狀ＡＭＰ濃度上升，就會在高等動物細胞內進行特定酵素的生成或調節代謝、運送物質或分泌細胞膜的機能，以及參與細胞的繁殖與分化，使得細胞活性化。

像這樣逐一的細胞活性化作用，使得組織或器官的功能活潑，全身感到有朝氣，就說明了類黃鹼素可防止老化的情形。

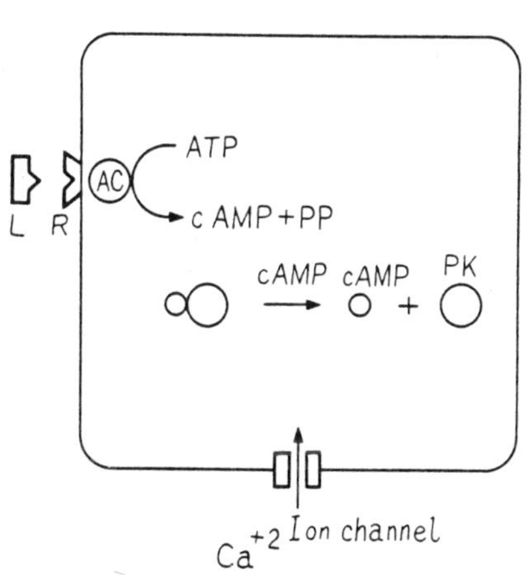

類黃鹼素在細胞壁與受體發生變化的情況傳達到細胞膜内側的核玳環化酵素，於是在XTP引起化學變化作出信號物質C－XTP，因核玳環化酵素活性化後傳達能量，使蛋白基酶被活性化，靠此能量將細胞活性化。

L　：荷爾蒙或類黃鹼素等等

AC：核腺酸環化酵素

R　：受體

PK：蛋白激酶

PP：焦燐酸

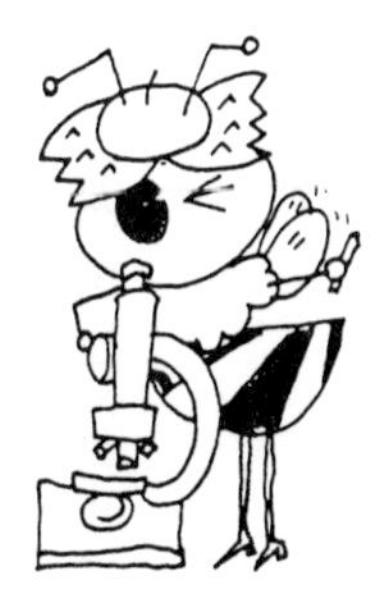

60類黃鹼素可防止氧化脂質的生成和吸收，促進細胞活動

類黃鹼素在與細胞壁外側的受體結合後，會使細胞膜活性化，被活性化的細胞膜對飲食有控制作用（例如鈣離子），並對離子及養分等等作選擇性的吸收。

以我們的身體來說，過氧化脂質的增加是老化的現象之一。過氧化脂質是一種相當於細胞的銹的物質，它會造成動脈硬化等疾病。不過類黃鹼素的氫氧化酵素具有酵素抑制劑般的作用，可預防體內過氧化脂質的生成。

類黃鹼素的結合作用，可使細胞以選擇性來吸收養分，不會擇取過氧化脂質以防止老化於未然。

61.蜂膠可使胸腺直接活性化，以保持活力與健康

胸腺可說是人類免疫機能的管理中心。胸腺的存在是使T細胞成熟所不可欠缺並製造T細胞的主要地方。換言之，胸腺的衰弱會使抗體減少，患病的機率就相對增高。

而且與其他的器官相比，胸腺萎縮的時間要早得多。人出生時的胸腺重量大約是三十公克，進入思春期則有一百二十公克，到了五十歲就只有十公克左右，所以從二十多歲以後就逐漸在萎縮了。

製造胸腺的荷爾蒙分量的多寡，被認爲是測量一個人在生物學上年齡的標準。胸腺對持續性的壓力是很脆弱的，受到壓力的胸腺會進入休止狀態，通常會萎縮到一般大小的三分之一，要使它在數日內恢復原狀是很困難的。

胸腺對邁向活力與健康有直接的作用，因此需要加强其活性化，這點是經由美國的約翰戴蒙博士研究發現的。由此可將黄鹼素喻爲蜜蜂所贈予保持活力與健康的禮物。

62 蜂膠藉提高新陳代謝的機能來應付壓力

現代人所受的壓力來自於無形，早已遠遠超過輕微刺激的階段，而到達完全被壓垮的現狀。

筋疲力竭的體能狀況是不足以對抗壓力的，因此如何讓身心及早恢復清新並維持充滿活力的狀態，是個很大的疑惑。

如何從根本上讓生體從一切負擔中恢復過來，就是新陳代謝的課題之一了。每個個體細胞由於新陳代謝的作用，能夠接受更好的營養補給，以便使細胞能加快其重複分裂。細胞分裂是使我們組織本身更新的一種過程。假使細胞能如同嬰兒般的作活潑的分裂，就可使我們永保年輕的朝氣與活力。

事實上，蜂膠可促使細胞以二倍的速度分裂，是解決持續壓力的方法，以此爲面對壓力的手段是不可置疑的。

◆壓力所造成的種種疾病

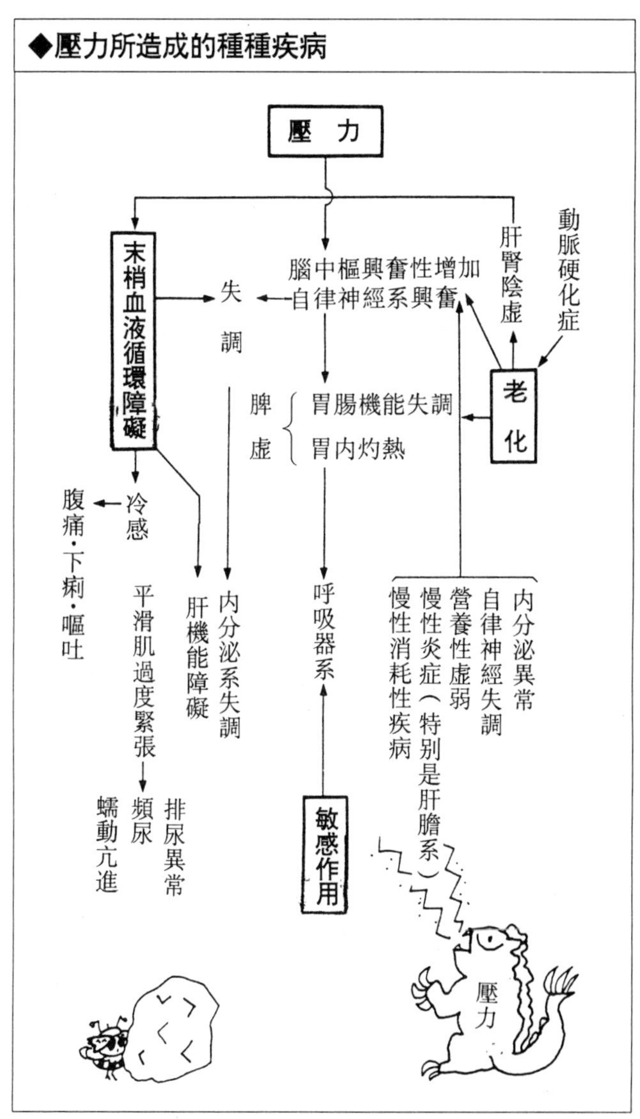
壓　力
末梢血液循環障礙
腦中樞興奮性增加
自律神經系興奮
失調
肝腎陰虛
動脈硬化症
老化
脾虛
胃腸機能失調
胃內灼熱
冷感
腹痛·下痢·嘔吐
平滑肌過度緊張
頻尿
蠕動亢進
排尿異常
肝機能障礙
內分泌系失調
呼吸器系
敏感作用
內分泌異常
自律神經失調
營養性虛弱
慢性炎症（特別是肝膽系）
慢性消耗性疾病
壓力

家庭實例・5

血壓下降

木場君子（七〇歲）

自去年一月開始服用蜂膠以來，已整整超過一年了。即使患了感冒，病情也很輕的痊癒了。

原本我的血壓是一六四—八四，現在只有一五〇—八〇，醫生也建議「如果情況良好，就繼續服用下去」。

早晨起床情況改善了，現在已不再宿醉

上村哲也（二三歲）調理師

睡眠的時間很短，平均只有四~五小時，每晚睡前服用二粒蜂膠已持續半年了。最明顯的效果是在開始服用的第二天早上就感到很容易起身，而且宿醉的情形也沒了。所以我認爲是蜂膠造成的效果。我的身高一六六公分，體重五四公斤，算是瘦的體型，我想服用蜂膠來增加體重，讓身體更爲健壯。

消除疲勞、體重增加二公斤

畑仲佐由美（二六歲）主婦

因每天忙著家事及照顧孩子，疲勞一直無法解除是最大煩惱。

從這年秋冬開始服用蜂膠後，身體情況獲得很大改善，體重比原來增加二公斤（一六〇公分）到四九公斤，我還是會繼續每天一粒蜂膠，而且是採用「細嚼」的方式。

以蜂膠治病的

過敏性鼻炎、打噴嚏也減少了

大石總（二二歲）學生

自去年夏天開始服用蜂膠以來，已超過半年的時間。最初服用的一個月就明顯感到過敏性鼻炎、打噴嚏的次數減少許多。因爲有效，我想繼續服用把過敏完全治好。

不再患感冒

東山達也（三二歲）公司職員

患感冒時發聲總是很困難，經朋友介紹服用蜂膠膠囊，一天三次，大約過了四～五天感冒就痊癒了。

自此之後，只要稍有感冒症狀時就立刻服用蜂膠，因此就不再患了。

食慾大增

長谷川德次（六四歲）工員

經女兒介紹蜂膠是蜜蜂製造的天然物質，即使健康上沒什麼問題，但從去年夏天也開始服用。

服用後發現味口變好，由於上了年紀，希望今後能活用蜂膠來維持健康。

家庭實例・6

鼻塞、口腔炎治癒了

赤城正美（五三歲）農業

經兒子推薦開始服用蜂膠已近一年了，鼻塞不再犯、口腔炎也痊癒了。

但實際出現效果是在服用後的二個月，一旦停止服用就會復發，所以一直繼續服用。

對牙痛、口腔炎、感冒都有療效

大瀨滿乃（一三歲）ＯＬ

得知蜂膠的存在是在一次牙痛得無法忍受時。自此每天服用一個膠囊，最初是含在嘴裡慢慢舔，印象中覺得「很苦」，但是疼痛不久就消除了。

以塗在患部的方式治療口腔炎，在幾十分鐘後疼痛消失了，患感冒喉嚨痛時，就含在口內慢慢舔，也治好了喉嚨痛。稍有感冒症狀或疲勞時，就以服用蜂膠爲主，以我親身所經驗認爲服用蜂膠並非用水吞食，而是以咀嚼或含在口內慢慢舔，才是有效的正確方式，這樣也可漸漸習慣它的苦味。

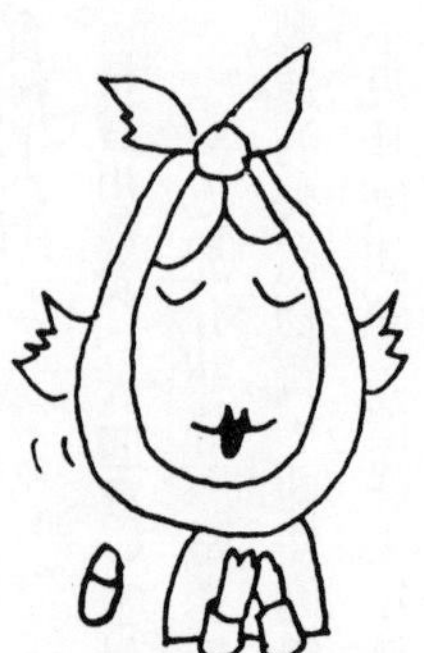

我發明泡泡糖式的蜂膠服用法

岸本千鶴子（二六歲）OL

我在初期感冒時，口腔上部的粘膜會感到疼痛。

最初開始服用蜂膠時，是以液體狀的蜂膠滴入二、三滴後再以開水飲下。爲了達到更直接的療效，想到以手指抹在粘膜部分，但會粘在手指上而不能完全抹在口腔上，因此自己發明將嚼過的泡泡糖滴上一滴蜂膠來咀嚼的方法，如此除了有益口腔衛生外，也可經由唾液流經喉嚨，我認爲是很恰當的方式。

我告訴同樣在服用蜂膠的朋友，她則建議點眼藥水的方式直接滴入，試過後最初會有衝擊感，第二次以後就習慣了，而且能順利地用舌頭將蜂膠塗在上顎的粘膜。

雖然以滴在泡泡糖的方式會感到有些澀，但比起咀嚼藥片的方式，味道要清爽的多，因此獲得很好的評價。

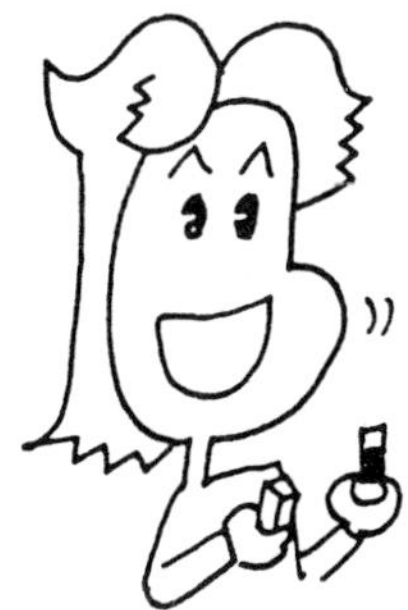

蜂膠軟膏的作法

如果我們要自製家庭使用的軟膏，可將藥局有販售的白色凡士林和蜂膠萃取物或粉末（取自膠囊）以九比一的比例，隔水加熱並攪拌使其溶化。

現在歐洲各地的民間療法就是以蜂膠製成各種軟膏來使用。一般的製作方法是將蜂膠的酒精抽出液（有多種製作法）混合凡士林、羊毛脂、奶油、豬腎的脂肪等一起加熱溶化就大功告成了。

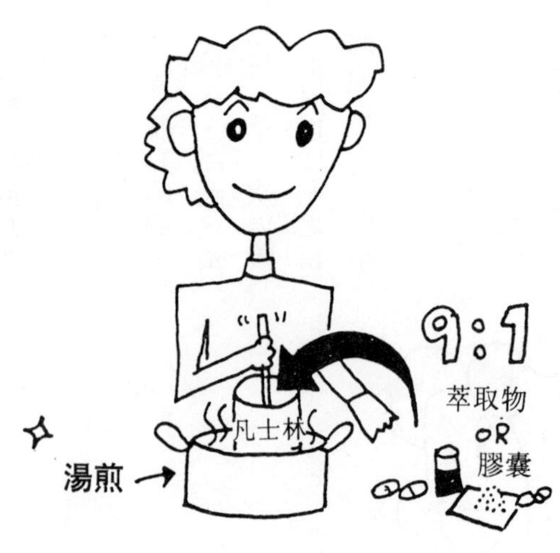

第四章

肯定蜂膠療效的臨床報告和實驗

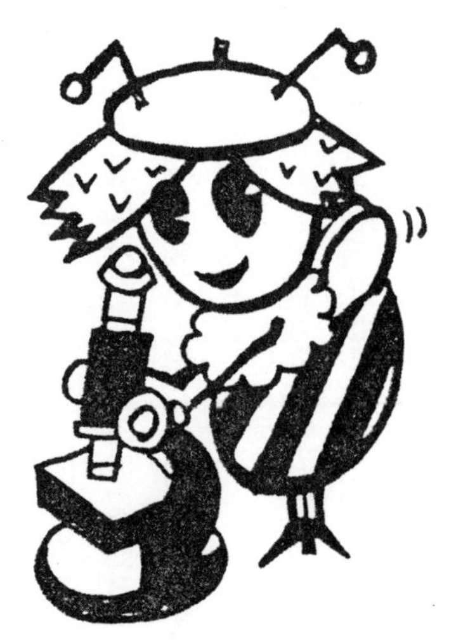

63.保加利亞的牙科
對口腔炎患者所採用的蜂膠自然療法

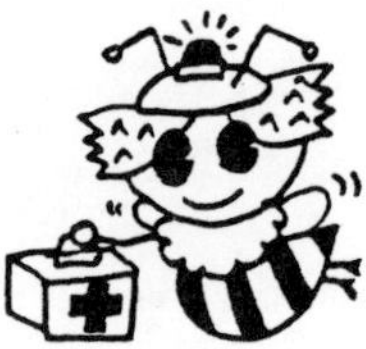

對於口腔內的炎症或化膿等症，蜂膠特別有效，這是蜂膠愛用者都知道的事實。將蜂膠活用的「先進國」保加利亞的G·克萊茵，根據他長期經驗的報告，他所生的史雷賓地方的牙科治療院就是採用這種天然物質的自然療法。將蜂膠以酒精和乙醚溶化後的萃取物來治療口腔炎。

這種治療的最大優點是，塗了萃取物的炎症部分在酒精乙醚蒸發後會形成一層可維持二四小時的蜂膠膜。它可塗在口腔內的任何部位，即使整片塗也看不出來，是不同於其他軟膏的優點。

牙科治療院目前製成一種叫做Stomapin（Stoma＝口＋Apis＝蜜蜂）的新藥，是將蜂膠（五〇公克）、乙醇（五〇 c.c.）、乙醚（二〇 c.c.）溶化過濾成的（五〇公克）物質，再加上含二％蜂王漿的蜂蜜（二公克）、楤（二公克）均勻混合來治療以下的病症。

①嚴重化膿性牙齦炎、舌炎、口腔炎。

②初期出血性齒槽膿漏。

③膿瘍、齒槽膿漏。

④拔牙後的鎮痛。

除此之外，Stomapin 還可加上抗生素或維他命等製成不同顏色的Stomapin 來加以區分，據報告，與小兒有關的各種疾病，就是不當的使用抗生素所引起的。

64 以口服、洗滌、按摩等使用蜂膠的方式，對治療齒槽膿漏很有效果

蜂膠最初使用是為了治療齒槽膿漏，由於效果斐然才引起各方矚目。

過去在中國有使用一種叫做露蜂房的秘藥來治病。它所含的化學成分和蜂膠大致上相同，也是以類黃鹼素化合物為主。

儘管東西兩域的名稱不同，但具有的成分相同而且使用在同樣地疾病治療上，讓人深感有趣。

以我對治療齒槽膿漏的經驗，有以下的指導說明。由於它是相當費時難治的慢性病，首先將牙膏狀蜂膠塗抹在牙齒上再輕輕按摩牙齦，之後用蜂膠漱口水（現在市面上還買不到，只有西德才有）來洗滌，一天三次，如果以口服蜂膠來治療上氣道炎會更有效果，曾治癒過十分難治的病例。

治療這類病症，先以口服、洗滌、按摩等方式連續施行一個月，同時再配合從飲食中攝

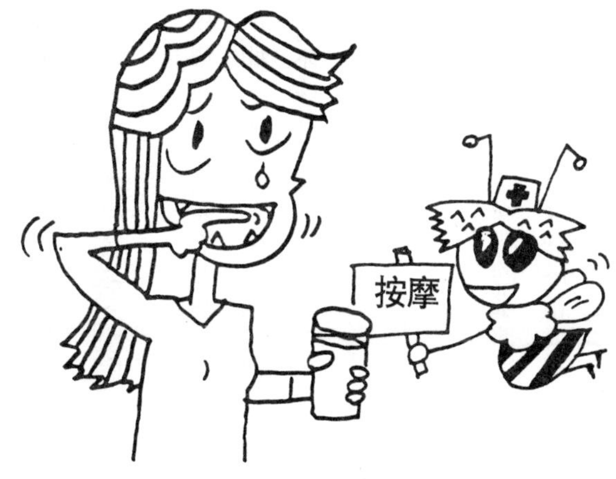

取維他命B_2、C或服用維他命片，即可痊癒。此外，對治療口腔炎、準口瘡性口腔粘膜的糜爛也有效果。

65.對家畜的開刀手術，蜂膠具有某種程度的局部麻醉效果

蜂膠對蛀牙或齒槽膿漏所引起的疼痛發揮很大的效果。

根據蘇聯的學者馬奇尼克對蜂膠的研究指出，它的鎮痛效果相當於古柯鹼的三～五倍，因此有不少將其作爲止痛藥使用，也聽過這本書上的經驗談。

它是經由保加利亞的實驗證實具有鎮痛效果。

由T・塔沙可夫等人以十二頭羊和三隻狗來進行開刀手術，研究蜂膠的麻醉效果和抗菌特性的實驗。

這項實驗是將蜂膠的水抽出液（一比一）和含了三%的酒精抽出液（蜂膠三三公克、蒸餾水八四c.c.、九五度的酒精三六c.c.），以皮下注射或肌肉注射的方式試驗。

另外再將蜂膠以九五度的酒抽出液過濾成乾燥的粉末，以口服方式試驗。

結果顯示，蜂膠抽出液和用藥方法無關，完全不會發生手術後的副作用及變化，可由以

下三點說明。

①以動物體每公斤是〇·〇一一公克的比例，蜂膠的酒精抽出液就具有充分的麻醉效果（一五～二〇分鐘）。

②蜂膠的水抽出液，具有局部麻醉效果（二～五分鐘可發揮效果，持續四、五分鐘）。

③蜂膠的酒精抽出液和五％的Novocain，同樣具有很强的麻醉效果，可用作動物的開刀手術。

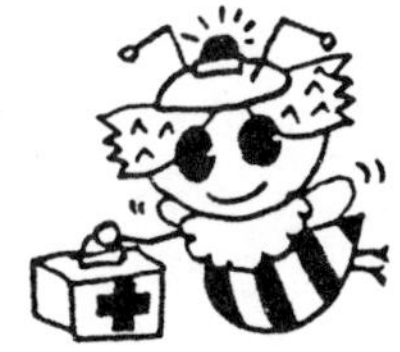

66.蜂膠能治癒較輕微的上氣道炎，不必使用到抗生素

氣道可分爲下列三部份。鼻腔、咽頭、腭扁桃腺、喉頭屬上氣道，再深入的部分有氣管、支氣管、毛細支氣管屬下氣道，在肺泡部與肺泡間隔中的組織叫做肺間質，以上總稱爲肺。

空氣中的細菌、塵埃、病毒等會隨著呼吸作用進入氣道，因此需靠鼻腔內細毛作機械性的纖毛運動將其排出，但萬一不幸侵入了鼻腔周圍的鼻竇部分，則會引起鼻竇發炎進而轉變成慢性上頜竇炎的狀態。

發生較多的狀況是細菌、病毒附著在咽頭壁或口腔的扁桃腺上繁殖而引起桃腺炎、咽頭炎，這些總稱上氣道炎，它會形成一層薄的僞膜或長出小白苔，造成常見的强烈咽頭痛。

特別是感染A型溶連菌所引起的上氣道炎，在小兒身上常發生。

這種病菌是導致猩紅熱的病原菌，又因爲對毒素的反應而引起腎臟發炎的例子很多。只有盤尼西林劑對溶連菌有較好的治療效果，不過仍然會產生抗藥性。

◆有關上氣道炎的治療經過

	5日	8日	12日
Ⅰ.A 型溶連菌			
(a)Bicillin（抗生素）單獨（27例）3～5萬單位/kg　10日間	6例/27（＋）	24例/27（＋）	全例陰性（－）
(b)蜂膠＋Bicillin（6例）10日間	1例/6（＋）	（－）	（－）
(c)①蜂膠單獨（5例）10日間	2例/5（＋）	（－）	（－）
②7日間小柴胡湯加桔梗石膏 0.3g/kg（8例）併用	3例/8（＋）	3例/8（＋）	（－）
(d)抗生劑＋蜂膠單獨 4～5日間終了後陽性例（4例）5日間	（－）	（－）	（－）
Ⅱ.葡萄球菌蜂膠單位（10例）	（－）	/	/
Ⅲ.對症狀的效果（蜂膠單獨）44例			
發燒4～5日下降（82％）			
咽頭痛第3日約60％消失			
※幼兒2膠囊（500mg）/day			
成人3～6膠囊（750～1500mg）/day			
抗生素＋蜂膠50例89％2日以內發燒下降咽頭痛會痊癒（－）			

在這種情形下，就有待蜂膠出面來解決了。聯合抗生素和蜂膠的使用對腭扁桃腺會有較好的效果。圖表是由我們所屬的地區醫師會所發表的報告，對於輕微的上氣道炎，使用蜂膠就可達到療效，不需用抗生素。

成人可將放置口袋或手提包內，一天六～八片，服用前最好先漱口再以喉片方式含在口內。

由於味道不好，小兒服用可取出膠囊內的粉末，混合糖水或蜂蜜作成一天的份量，用舔的方式一天二膠囊。成人多半在服用第二天咽頭痛的症狀就會減輕。上氣道炎是流行性感冒時最常出現的症狀，因此對治療呼吸器感染病症是最值得推薦使用。

67.使用噴式的蜂膠來治療小兒呼吸器疾病很有效果

根據基輔第四小兒科醫師佩森斯基在一九六九年的試驗中，將含五%蜂膠的酒精溶液以電動噴霧的方法來治療小兒呼吸器疾病，結果得到異常好的效果。

將蜂膠溶於九六度的酒精，加上一比三濃度的桃油或野生玫瑰油混合後再溶化於一比二比例的蒸餾液可治療氣喘，若是混合病原念珠菌則使用一比一的比例。

將蜂膠液體放入電動噴霧管內，所噴出的細霧狀液體可伸入所有病巢以達到療效。

以下是二歲到十四歲共五十二個孩童接受噴霧式治療的症狀。

①咽頭炎＝一人　②上部氣道炎＝一一人
③支氣管炎＝七人　④氣管炎＝二人
⑤氣喘＝一人　⑥慢性肺炎＝一五人
⑦疑似慢性肺炎＝五人　⑧剛痊癒的肺炎＝一人

結果十四個慢性肺炎症痊癒了，八～十二個月間沒有再復發，但其中一人是因患感冒而復發。

二十五個咽頭炎、氣管炎完全治癒。至於上氣道炎有時會因咽頭扁桃腺肥大，使抵抗力減弱而引起慢性肺炎，所以除了①②③④外，⑧的肺炎共有四人治癒。

因此由實驗結果可知，將含五％蜂膠的酒精液做爲噴霧式療法，對慢性肺炎、上氣道炎、氣喘等都相當成功。

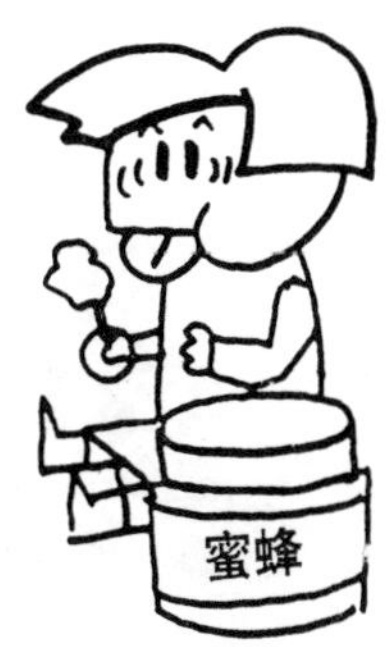

68 對慢性咽頭炎，蜂膠可發揮一般治療數倍的效果

曾經提過慢性咽頭炎最常見的症狀就是喉嚨常有異物感及搔癢感，且有輕微的咳嗽。

蜂膠對這類病症最能發揮效果。經由蘇聯醫師P・杜洛林可長時間實驗觀察的結果，針對二百三十八名患者（三十三歲～六十七歲／病歷一・五～十二年）進行的治療提出以下的報告。

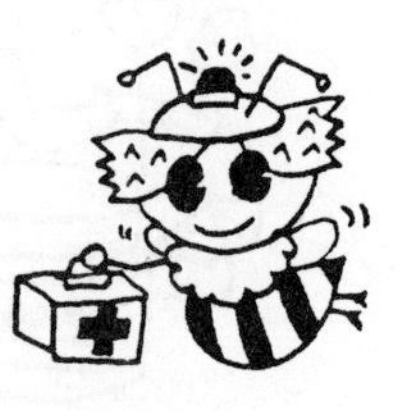

完全治癒＝七四・六％

有效果而改善＝一四・七％

稍微改善＝六・九％

毫無效果＝三・八％

又進而對其中一百七十五人作六個月～三年的追踪，報告結果如下。

自此完全治癒＝七一・一％

有效果而病情改善＝一六・三％

稍微改善＝八・一％

毫無效果＝四・五％

其中有三名患者在治療過程中對蜂膠產生過敏反應，而有咽頭痛或咽頭粘膜充血及出現斑點的現象。

由以上可知，蜂膠具有抗菌、防止發炎、麻醉效果、粘膜的疾病等重要作用，對細胞再生效果等等、慢性炎症特別是對慢性咽頭炎、有超過一般治療數倍的效果，再加上毫無副作用產生，因此非常適用於耳鼻咽喉科的治療。

製作蜂膠萃取物的實驗

把磨碎的蜂膠粉末浸泡在冷水中除去蠟、異物後，以30公克蜂膠加上酒精（96度）100 c.c.不停攪拌放置一週，最後加上倍量的甘油或桃油過濾成的萃取物可做爲治療藥劑，對慢性咽頭炎的患者，先將鼻喉內粘膜上的異物除去，一天一次，每次2～2.5毫克，持續治療10～15天。

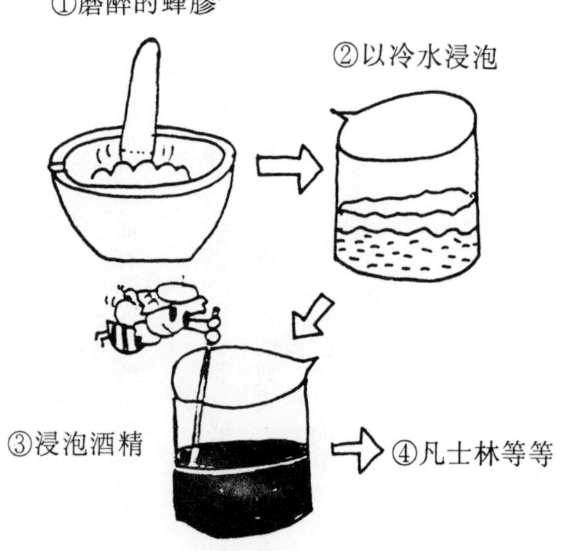

69.蜂膠除了對一般感冒有效，實證顯示對流行性感冒也具有相當的效果

一九七六年在南斯拉夫的塞拉耶弗大學有超過二百位學生參與蜂膠頗具意義的研究實驗。

這年正值南斯拉夫流行性感冒猖獗，全國人民的三分之二都難以倖免，就在流行性感冒結束之際，經實驗將用來預防流行性感冒或鼻感冒症狀的蜂膠（溶化在蜂蜜中）讓九％發病的學生服用，但沒有服用的學生發病率竟高達六一％，而接受蜂膠治療仍患感冒的人也是在服用蜂膠後的第三天才發病。

由此證明，患較嚴重病毒的感冒，蜂膠仍然具有療效。

70 蜂膠對慢性中耳炎等耳鼻科的治療，可發揮很大效果

在一九六五年～七〇年代初期，蘇聯及保加利亞對使用蜂膠來治療慢性化膿性中耳炎或急性中耳炎的治療得到很大的成果。蘇聯花了六年的時間觀察，而保加利亞也在三年間對患者作長期的觀察。

在保加利亞的報告中，採用磺胺劑對大部分患者作長期的治療，其中並檢查出連鎖球菌或葡萄球菌對抗生素頗具耐性。

下頁圖表是一九七一～七二年由捷克的耳鼻咽喉科醫院的J·席馬立克提出的報告，其中證實使用蜂膠對消炎、局部麻醉、傷口復原效果等治療，有非常顯著的成果。

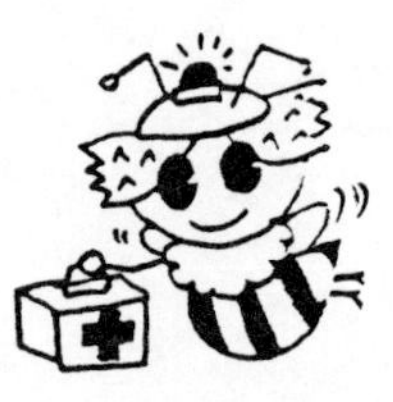

◆耳鼻咽喉科使用蜂膠的結果報告

病　　名	患者數	改　善	稍微改善	没有效果
外耳炎	4	4	–	–
中耳炎	4	–	2	2
外傷性鼓膜穿孔	2	2	–	–
潰瘍性口内炎	3	3	–	–
口瘡性口腔炎	6	4	1	1
慢性咽頭炎　慢性鼻炎	10	8	2	–
慢性鼻炎引起的鼻臭症	3	–	3	–
扁桃腺	17	–	17	–
支氣管炎	2	–	2	–
支氣管氣喘	4	1	3	–

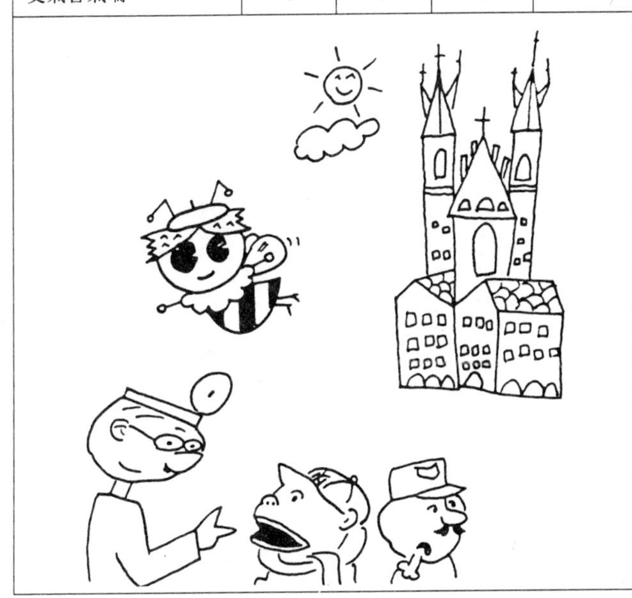

71.根據對六百八十件皮膚病治療報告中，約九〇%以上有效果

我們已知道蜂膠具有抗菌、鎮痛、皮膚再生效果，皮膚結核、慢性濕疹及神經性皮膚炎等效果。據蘇聯的L·N達尼洛尼瓦在一九六四年到七二年間在某綜合醫院對六百八十件的各種皮膚病患者施以蜂膠的治療，結果約有九一·一%的比例顯示很有成效。

將蜂膠軟膏薄薄地塗在患部，再加以包紮（一天一次）。另一種每天飯前飲用三十～四十滴蜂膠酊劑，持續治療一個月。

在全盤治療的最初五、六天患者已感覺出效果。使用軟膏的患部，膿的分泌減少，皮膚觸感也較平滑，彈性增加。至於服用酊劑的患者，全身症狀都獲得改善，睡眠充分、食慾大增，由此可知蜂膠具有以下特性。

①對別種藥不產生效果的營養不良性潰瘍患者，可使皮膚再生。

②對促進清潔的肉體組織再生和燙傷治療有很大的貢獻。

◆680件的治療結果

病　名	患者數	治　癒	稍微改善	沒有效果
濕疹	170	90	65	15
神經性皮膚炎	312	152	146	14
營養不良性潰瘍	65	51	12	2
其他皮膚病	133	96	8	29
合　計	680	389	231	60

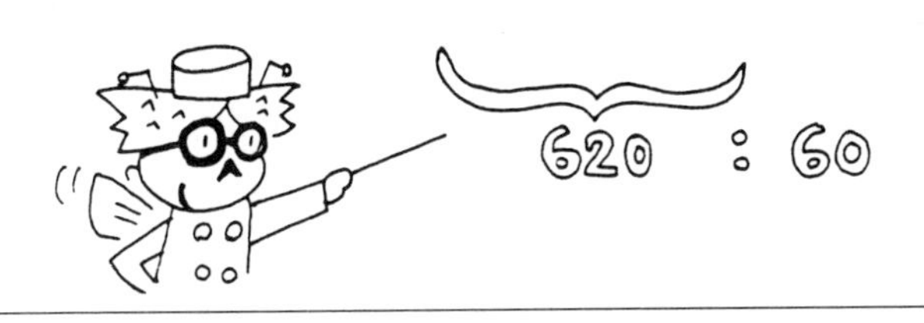

③對細菌性濕疹同時伴隨化膿性皮膚炎症狀有效果（軟膏的殺菌效果）。

④全部患者都適應蜂膠的治療，無任何副作用產生。

蜂膠雖具有某些治療特性，今後有待深入研究的必要，但事實證明它對皮膚類疾病確已具有明顯的治療成果。

蜂膠軟膏和酊劑的作法

根據不同的研究學者，製作軟膏和酊劑的方法也有少許差異，以下提供蘇聯達尼洛瓦所採用的方法，簡單易學。

※A 軟膏（100公克）

凡士林……80公克

精製蜂膠……20公克

將凡士林在40～50度 C 的溫度下以隔水加熱方式溶化，再混合精製蜂膠均勻攪伴後以沙布過濾二次，裝在覆蓋的容器內，置於冷暗處保存。

※B 酊劑

蜂膠……100公克

酒精（95度）……500c.c.

兩者混合均勻攪拌放置10天，再以沙布過濾。

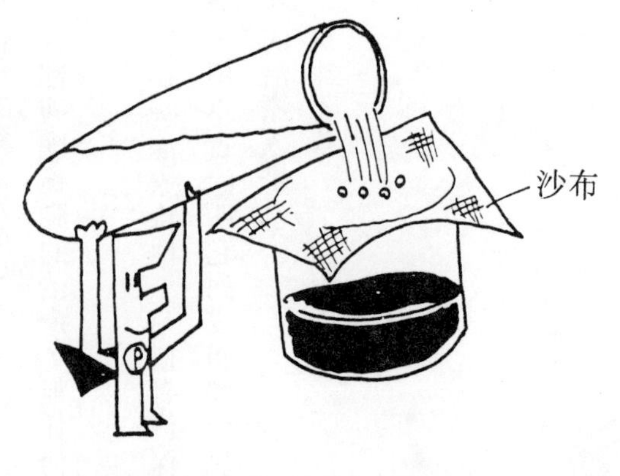

72以抗生素治療無效的化膿性皮膚炎，蜂膠強化白血球的作用可發揮很大效果

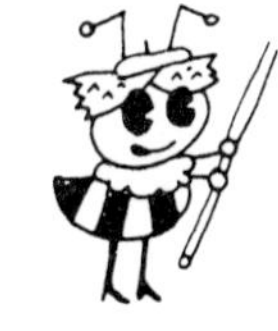

對一般抗生素有抵抗性的葡萄球菌，蜂膠則具有抗菌力，以下是蘇聯的V・F歐金和S・I杜夫江斯基所作的研究報告。

他們將葡萄球菌種植在白老鼠的體內，再分爲服用蜂膠與不服用蜂膠兩組作比較。服用蜂膠這組白血球的食菌作用很活潑，巨噬細胞會參與吞食作用。由此可知，蜂膠確可强化人體內原有的防禦作用，具有將病原菌從體內清除的效果。

他們將一百一十二名的皮膚病患者作實際的蜂膠治療，患者的症狀有以下三種。

①化膿性皮膚炎（癤症・毛囊炎）……九十人

②慢性癤症（葡萄球菌引起化膿）……十二人

③狼瘡（結核性皮膚炎）……十人

①②使用二十名的蜂膠軟膏。③使用未加工的蜂膠。

結果除去了①患者患部的葡萄球菌。而②患者治療了九～十二天就結束了，③患者的治療也有效，局部發疹消失而變得較平滑，十六～二十天皮膚再生了。

與一般治療法相比，縮短了治療時間。

以外用的蜂膠治療原菌及表面看來很麻煩的皮膚病——化膿性皮膚炎、癬症、狼瘡等都很有成效。

73. 蘇聯的研究學者所作的抗菌作用實驗，確定蜂膠對皮膚病可發揮效果

蘇聯的I・S亞歷山多洛夫、L・N達尼洛瓦爲了證實蜂膠對皮膚病、傷口、濕疹等具有抗菌效果，以白老鼠作了以下的實驗。

將病原菌（連鎖狀球菌）植入服用了二％蜂膠萃取物的白老鼠體內是（A）組，另外完全不服用的是（B）組，以一定間隔將兩方的腹膜滲出液作分析，結果如下頁圖表。服用蜂膠那組效果很大，證實能很快除去引起腫包的細菌。

經由食菌作用的指數及白血球數目的增加，顯示出蜂膠的效果。

以蜂膠對各種細菌作的抗菌性實驗，在圖表中的二十名皮膚病患者（癤子、炭疽病、淋巴腺炎、膿腫）的病原菌中幾乎都有發現。

對四種細菌的實驗裡，任何一種對蜂膠都不具有抵抗性，有的效果甚至超過抗生素，由報告中顯示蜂膠確實可提高身體的抵抗力。

◆蜂膠的食菌作用　　表1

植入病原菌的時間經過	A組實驗（20隻）			B組比較對象（10隻）		
	食菌作用指數	白血球	細　菌	食菌作用指數	白血球	細　菌
1	4.2	＋＋－	＋＋	2.9	＋	＋＋＋
2	7.4	＋＋	＋	3.2	＋	＋＋
3	3.8	＋＋	＋	2.8	＋	＋＋
12	1.2	＋	＋	0.9	＋	＋

- 對白血球，（＋）一組15以內，（＋＋）25以內，（＋＋＋）以上
- 對細菌，（＋）一組1，（＋＋）10～30，（＋＋＋）30以上

◆病原菌對蜂膠及抗生素的效果比較　　表2

病　原　菌	盤尼西林	四環素	安比西林	Mono-mycin	蜂　膠
葡萄球菌					
Staphilococcus aureus	＋	＋＋	＋	－	＋＋＋
Staphilococcus viridans	＋	＋	＋＋	＋	＋＋＋
溶血性連鎖球菌					
Streptococcus haemolyticus	＋	＋＋	＋	－	＋＋
尋常變形菌					
Proteaus vulgaris	＋	＋	＋＋	＋	＋＋＋

- （＋）稍有效果，（＋＋）有效果，（＋＋＋）非常有效果，（－）無效果

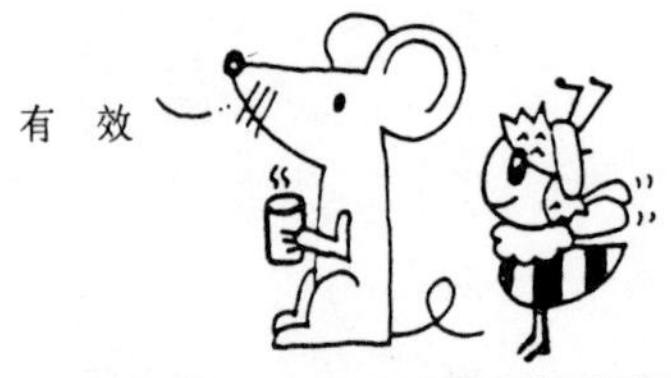

74 對難治的手掌膿症，蜂膠也發揮了畫時代的效果

手掌膿症是一種原因不明，只發生在手部或腳底的無菌膿疱皮膚炎，最常見於中年以後有自律神經系不安定症狀的女性。

皮膚因化膿而產生糜爛，且患部呈現髒污與潰爛，會發出惡臭。

對於這種患者，我們將會與後項提到的火傷採用完全相同的治療而達到效果。

照片A是治療前的手掌膿症，B是治療後，期間最多七天可痊癒。將患部周圍先行消毒再塗上軟膏，另外配合內服的蜂膠，如果再加上加味消遙散等自律神經安定劑，會有更顯著的效果。

75.對治療輕微的燙傷，蜂膠是不可欠缺的常備藥

燙傷是家庭中常發生的事故。可根據經驗及傷勢的輕重判斷是否需要就醫。如果認爲稍加嚴重就應立刻就醫，千萬不可貿然自行治療。

燙傷的治療重點是不要引起患部的感染症。

下頁圖中的X部是燙傷周圍的皮膚，Y部是燙傷部分，如果有形成薄膜般的水泡，就需要以無菌方法除去，X部用消毒藥予以消毒即可。將Y部塗上適量的蜂膠軟膏，再覆蓋沙布以繃帶包紮，絕對不能受到污染。當然絕對禁止入浴。

按同樣的方式每天換藥，就會在Y部逐漸生成細嫩的肉芽。但由於組織內毛細血管的繁殖易引起出血，所以需有耐心的如前面的方法，覆蓋沙布以防止感染，這步驟極爲重要。另外配合口服抗生素。

外行人經常會將含類固醇的種種軟膏與蜂膠軟膏混合使用，這種治療方式是絕對禁止的。

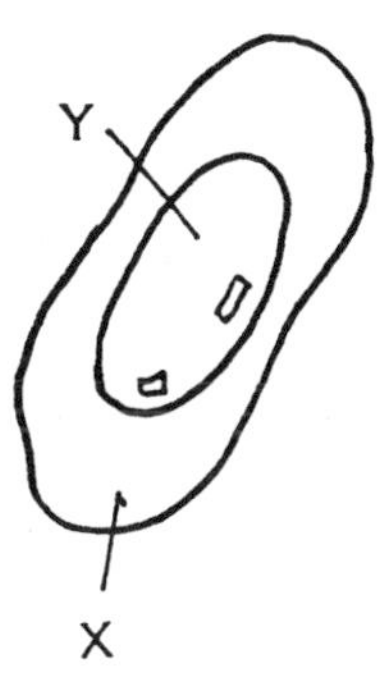
Y
X

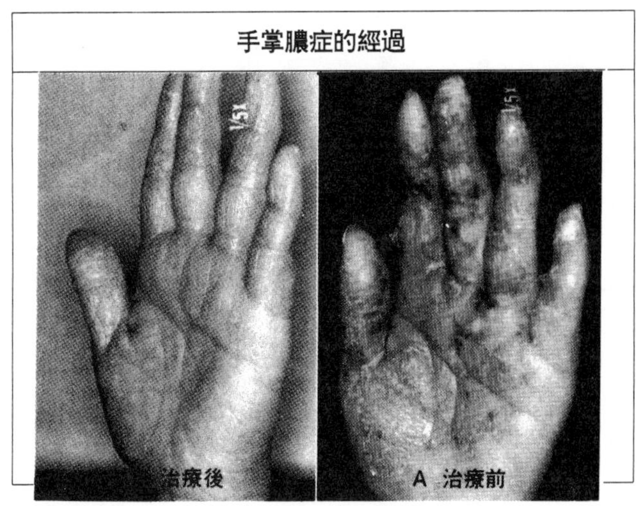
手掌膿症的經過
治療後
A 治療前

76. 以蜂膠溶液塗布治療帶狀疱疹，疼痛在四十八小時內會消失

在奧地利近郊的某醫院任職内科的F·K懷克士博士（一九七八年）發表對主名帶狀疱疹患者的治療報告。將含五％蜂膠溶液塗布對全體患者作一天一次的治療，結果疼痛在四十八小時内完全消失了。主人中的十九人的水泡痕跡全沒了（只有三人會發癢），另二人的水泡有復發現象。

帶狀疱疹病毒引起的一種感染症，發生在老年人身上居多，它會順著體內神經部位蔓延，長出水泡，而產生劇烈的疼痛。

在過去尚無特定的治療藥時，只有使用鎮痛安靜劑和消炎劑，但很容易引起老年人消化器病症或突然失去食慾的現象。另外對匹林劑會過敏的人，會引起阿司匹靈中毒等副作用，是不容易忽視的。

最近發現中藥中的「柴苓湯」具有特效作用，且不會產生藥品般的副作用，可安心服

用。但因見效的時間過長，又對病毒本身並不產生效用，所以目前正追求可即時生效的新藥。

關於這點，我也有相關的經驗。以内服的蜂膠治療上氣道炎也同樣具有效果。尤其對抗前列腺素引起的疼痛及炎症有獨特的效果。

因此有人主張再增加劑量來服用，並建議局部使用蜂膠軟膏，一天二次在局部塗抹，其效果與口服不相上下。因爲是經口部與局部直接接觸，所以效果會顯著的提高。

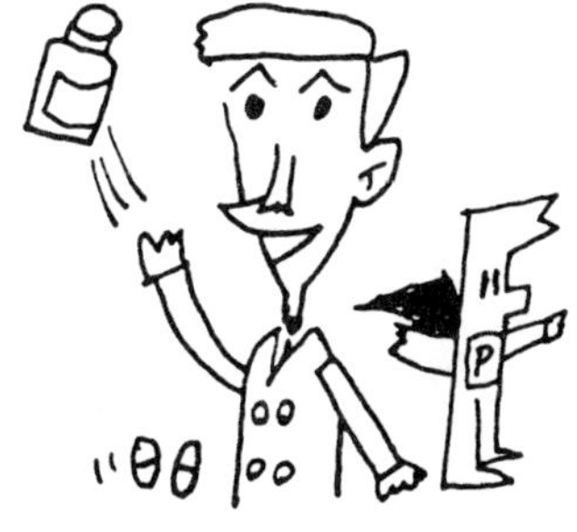

77.蜂膠可抑制水痘病毒的發育，有抗疼痛、抗炎症作用

所謂的水痘，是由病毒引起的一種常發生於小兒身上的感染症。但近來成人感染率也提高不少，其發病症狀較小兒嚴重得多。小兒患病會因嚴重疼痛又發癢而不能忍耐地抓搔，但由於水泡根部很深，抓搔後會遺留下些許斑痕，這些斑痕甚至會終身存在。自古由來都是使用炭酸酊軟膏（ＣＺＬ）來減輕局部的發癢，但缺點是若使用在臉部的水泡時會進入眼睛的結膜而引起眼結膜發炎。

然而蜂膠軟膏除了可抑制水泡內病毒的發育，同時又具有抗疼痛、抗炎症效果，與ＣＺＬ相較之下效果更好。

78 蜂膠對深入的白癬症可發揮良好效果

蘇聯高利奇皮膚病、性病研究所的V・F皮夏可針對一一〇名頭長深部白癬症患者作了以下實驗報告。先在患部直接塗上蜂膠軟膏再以蠟紙包紮治療，結果對所有患者都呈現出效果。

治療過程先以九〇度酒精溶化蜂膠，再混合植物油慢慢加熱成高粘度的軟膏（含五〇%的蜂膠軟膏）。

大家都知道白癬菌是一種引起白癬症的黴菌，除了腳部，也會長在身體各部分，成爲所謂的頑癬，若長在頭部叫頭癬，由於使用類固醇、荷爾蒙等而深入形成的，就是深部白癬症，也稱作禿瘡癬。

在一一〇名患者中九十六人的頭部有水泡生成，其他十八人同時形成寄生菌毛瘡，但大部分情況都會在十五天內消除。

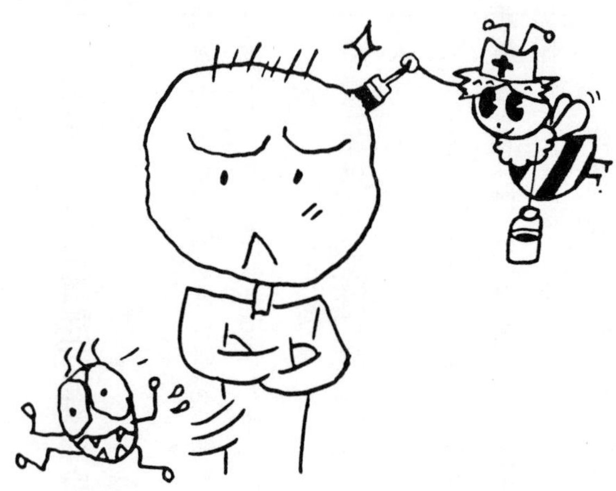

有七十一人在四～十天痊癒、二十三人在十一～十五天痊癒，九十七名患者没有復發的現象，傷口完全復原且没有遺留任何斑痕。

對患有白癬症這種看來既不雅觀又相當麻煩的皮膚病者，蜂膠的出現無疑是最好的消息。

79. 腳部長繭或雞眼，混合蜂膠軟膏、柳楊酸軟膏的使用效果很好

據V·F波夏可的報告中，蜂膠軟膏對角化症或類表皮症脫落後的治療，具有鎮痛及麻醉效果。

他又對三百名腳底角化症或類表皮症的患者，施以混合各一半份量的柳楊酸軟膏及蜂蜜軟膏治療，結果對全部患者都有效。

先在患部塗抹軟膏後放置三～七天，大部份人使用一、二次就痊癒了，只有數十人需要三～六次才痊癒，效果比普通的柳楊酸軟膏好過數倍，這份報告簡單的說，將柳楊軟膏與蜂膠軟膏混合使用，對緩和除去長繭或雞眼所引起的疼痛，效果很大。

80以蜂膠按摩，有防止毛髮脫落的效果

這也是經由蘇聯的波夏可在一九六四年做的研究報告。以三〇％的蜂膠軟膏或蜂膠的酒精抽出液，每天在頭部用力摩擦並按摩，結果對其中八二％都有預防脫髮的效果。

超過五十人以上的這些患者均已接受過一年到五年的治療，在過去的治療狀況：①約三五％繼續進行治療。②三四％停止治療後並未長出新的毛髮。③一二％在毛髮脫落的部分長出了新髮（從秋天到冬天期間約三分之一發生短暫性惡化）。依其脫落程度分爲以下。

(1)部分的脫髮——三七％

(2)大範圍的脫髮——五四％

(3)全部脫髮——九％

於是對這些患者施以蜂膠治療法（再配合飲食療法及體操指導），結果一部分在經過二～三週開始長出新髮（有些是一～六個月才長出），有效果的占了八二％

由於並非像幻燈片報告般真實，因此也無法說明其效果究竟有多大，但是在剩下的一八%中，是(3)全部脫髮完全沒有療效，而還是繼續脫髮的情況。

在歐洲各國的蜂膠製品一覽表中，雖然沒有看到養毛劑的產品，但基於如此多的臨床報告，相信這類製品不久就會出現在市面上了。

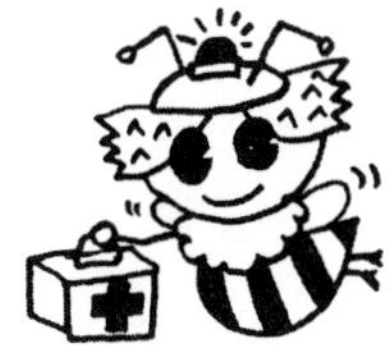

81. 對於治療特應性皮膚炎，與體質傾向有很大關係，所以不敢斷言一定有效

蜂膠是針對細菌感染或肉芽繁殖的預防治療爲主要目的。此外成爲蜂膠軟膏主要成分的化學物質在中藥裡也有發現，在過敏性變化上用法很一致，基於這項理論，使用在特應性皮膚炎上也應該有效。

但不敢說效果一定很好。

由於特應性皮膚炎與體質傾向有相當密切關係，並非如想像中簡單可輕易解決難題。

當然對單純的發紅或發癢、表面糜爛等無太大變化的皮膚症狀，還是有一定的效果。

除此之外，蜂膠可協助抗生素治療所謂的感染症，並能加强抗生素作用或減少使用不必要的抗生素等優點。

這本書中談到關於治療特應性皮膚炎的經驗，雖然不敢保證一定有效，但對家族中患有這類惱人病症者不妨姑且一試。

對治療陰道毛滴蟲屬原蟲有很大效果

波蘭的J·史達吉克發表以蜂膠的酒精溶液（EEP）來治療引起陰道發炎的陰道毛滴蟲屬原蟲的報告效果很大。

在培養基中加入各種濃度的蜂膠溶液，視時間的變化有下表中的結果。

對同樣的是原生動物的毒漿原蟲屬，蜂膠的效果還在確定中。

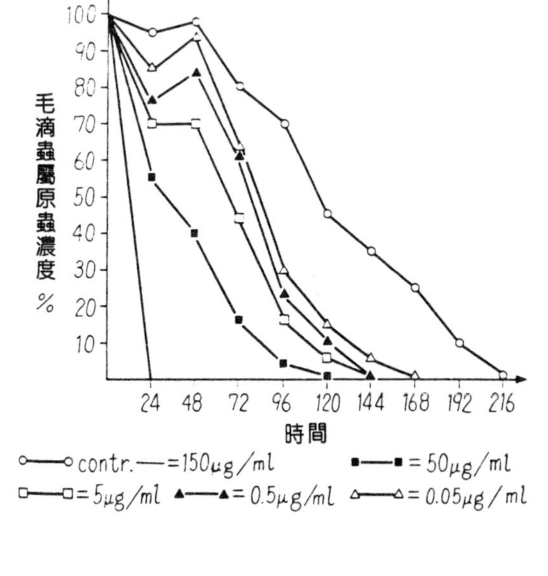

82 在飯前十五分鐘服用蜂膠治療三天，可消除胃、十二指腸潰瘍病症

奧地利的克洛斯達諾堡醫院的F·K懷克斯博士在對三百名胃及十二指腸潰瘍患者的三分之一施以一般的臨床治療外，並在飯前十五分鐘服用溶在半杯水中的五滴蜂膠酊劑加以觀察。

其中飲用蜂膠患者的七〇%三天後症狀消失了，然而只接受普通治療的患者治癒率也不過一〇%。

又將需要動手術的患者也分成服用蜂膠和一般治療兩組來作比較，結果前者的效果是後者的三倍，由此可見，蜂膠對胃、十二指腸潰瘍病症實有療效。

83.將蜂膠與抗原一併投與老鼠體內，可促使原漿細胞增多

蘇聯的V·奇巴奇那將抗原與蜂膠一併使用，證實可增加抗體與食菌作用、血清的抗菌作用及免疫球蛋白，又在一九六九年針對兩者一併使用會對原漿細胞產生何種反應作了實驗。

實驗中使用蛋白質或多糖類複合體的抗原對一千三百七十四隻老鼠的右腳底施以皮下注射一次。

原漿細胞是一種分布在脾臟或淋巴節等二次淋巴系統、骨髓、全身結合組織的抗體產生細胞，並可合成免疫伽瑪球蛋白IgG、IgA、IgE的細胞。

順便一提，Ig是免疫球蛋白的簡略記號。

第一組＝使用生理血清和複合抗原免疫化的老鼠。(I)

第二組＝將羊毛脂與凡士林混合抗原投與的老鼠。(II)

第三組＝以植物造質混合抗原投與的老鼠。(Ⅲ)

第四組＝以蜂膠混合抗原投與的老鼠。(Ⅳ)

這四組經三、六、十、十五、二十、二十七、三十四、四十四、五十八、七十五、九十等天數從每組各取三隻爲樣本，切下各部位（右、左膝、腸間膜、大動脈、左肩胛骨）的淋巴節，以顯微鏡觀察並研究各組織原漿細胞的血清與淋巴組織的抗體。

實驗結果如下頁圖表。此外對什麼也沒投與的老鼠也作了比較，檢查結果（顯微鏡下五十例子）僅僅發現六～九個原漿細胞。

由此可知，將複合抗原作皮下注射會使淋巴節組織產生變化，增加原漿細胞並形成特殊的抗體。尤其在淋巴的局部會較別處多出三·七～六倍的效果。

在血清凝集素的反應方面，使用蜂膠加抗原的效果也高出別種三·七～四倍。

以上結論可明白以蜂膠與抗原一併投與，會增加原漿細胞，並在淋巴節產生抗體作用。換言之，蜂膠有强化免疫機能作用，可由原漿細胞和抗體數目的變化而得到具體的實證。

◆各組原漿細胞的數目

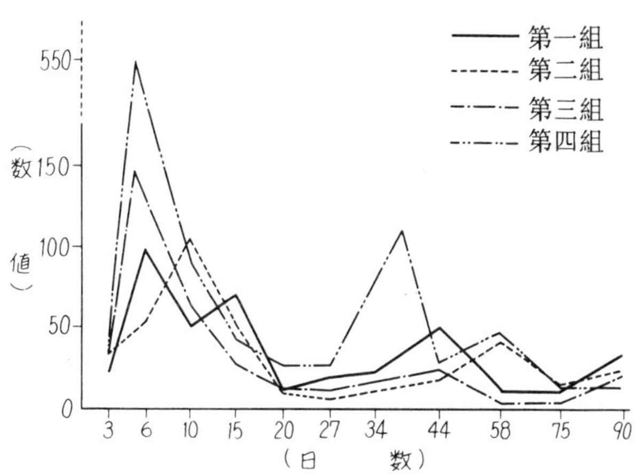

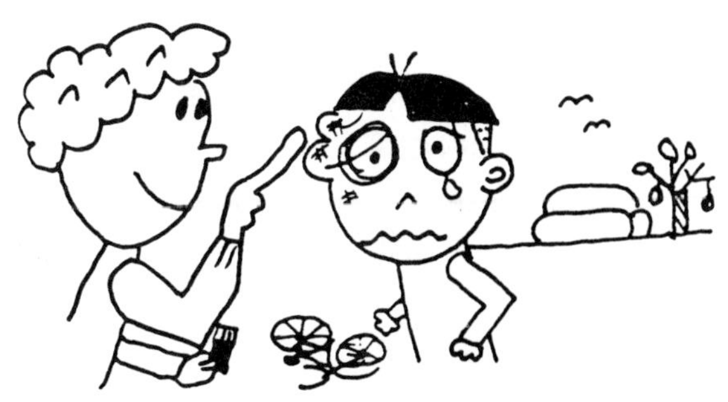

◆白老鼠對複合抗原的反應

複合抗原	原漿細胞	淋巴節抗體反應		血清抗體凝集素反應
	最高值	發生日	最高值(倍)	最高值(倍)
1.生理血清	第六天/91	r 第3～6天 p 第15天	第15天/1：1280 34～75″	第44天/1：3460
2.羊毛脂 ＋凡士林	第10天/102	r 第3～6天 p 第10天	34～58″/1：5120 58″	第44天/1：3377
3.植物造素	第六天/146	r 第3天 p 第15天	15″/1：2560 44″	第34天/1：3377
4.蜂　膠	第6天/544	r 第3天 p 第6天	27″/1：10240 27″	第27天/1：13866

（r：局部　p：周邊）

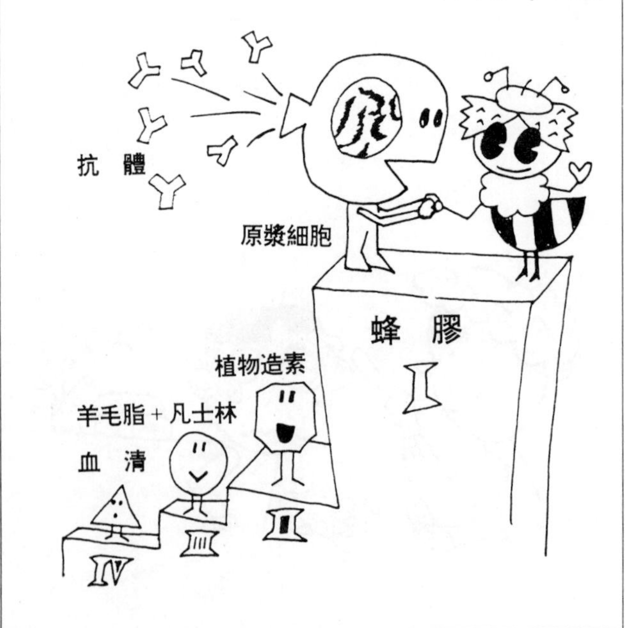

84 蜂膠可強化免疫機能、延緩老化的進行

一九八四年居住西德的波蘭醫學博士謝勒教授，對五十四名老人院的老人以雙重盲檢法對蜂膠製劑的效力作長達六個月的試驗。

將裝有粉末的蜂膠膠囊給一半試驗者早晚各服一粒（Ａ組、平均年齡七十四、五歲），其餘（Ｂ組、平均年齡七十二、六歲）則服用外觀看來相同的僞藥，結果只有服用醫藥處方的才有效果，於是對「僞藥的效果」進行檢查。

事實上，從冬天到春天正好是患上氣道感染症特多的時節，然而由二組顯示結果並沒有如預測般高的罹患率，再經確認，二組試驗者在身心兩方的活力也增加許多。

這項實驗以免疫機能爲檢查重點來進行，有以下的發現。

①Ａ組——對自我免疫有破壞性的IgＧ（免疫球蛋白Ｇ）值降低。顯示對一些會隨年齡增加的風濕性疾病或高蛋白血症，蜂膠確實具有相當的影響。

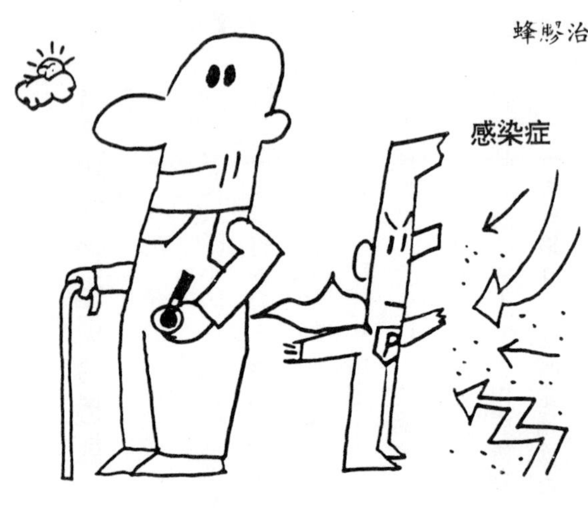

②A組——對初期感染的預防有重要作用，可促進多形白血球活性化及T細胞的增加。

③B組——統計上較A組的IgG值高出許多，T細胞數和IgM水準則降低。

這位波蘭的科學家將以上自我實驗作了如下的歸納。

這份研究除了證實出對免疫機能的效果，同時也肯定了蜂膠對循環、新陳代謝、健康及感染症等的效果。人類會隨年齡增加而降低免疫機能，所以組織也會漸漸喪失維持健康及抵抗不知名有害物體的能力。

由於感染症的抵抗力及免疫機能的減弱，所以疾病也相對地增加。而治療的目的是要停止這些情況的發生，或至少達到延緩的作用。

蜂膠是經過一連串肯定性的結果才被證實是構成免疫「託品」（德語謂强化防禦之意）的自然物質。

以蜂膠治病的家庭實例・7

再也不必使用無法離手的感冒藥

岡本信人（四二歲）明星

我是從瀨長良三郎先生的著作才得知蜂膠是由蜜蜂製成的一種天然抗生素。也知道它對種種病症具有療效，因此三年前開始服用。

容易罹患感冒又伴隨著喉嚨發炎，現在都消失了。過去總是隨身攜帶感冒藥，服用蜂膠後就再也不需要了。還可隨時依工作及生活狀態酌量加減，我還想繼續服用。

由於工作時間的不規律，精神上的壓力特別大，常在健身房作鍛鍊及慢跑，但我認爲如果能應付受壓力造成的身體變化是最理想不過的。

對打傷、撞傷很有效果

野村明子（三五歲）主婦

去年秋天到奈良騎自行車旅行。上小學一年級的兒子以相當快的速度自坡道衝下時，爲防撞到就踩了緊急煞車，結果人車都倒了，臉部太陽穴及眼尾部分受很嚴重撞傷，腫起如青梅三分之一大小般的二個包，其餘也有擦傷。

因爲沒帶任何外傷藥，發現口袋裡只有爲預防感冒而準備的蜂膠液，於是塗抹在患部希望多少有點鎮痛效果，然後在休息一小時中以水冷敷。

原本以爲會淤黑四、五天，但驚訝的是第二天就幾乎看不出來了。回家後將跌倒受傷的情況告訴先生，但先生認爲形容的太誇張，因爲看不出任何痕跡。

對雄蜂精子活動能活性化嗎？

蜜蜂中女王蜂的壽命可維持二～四年，是一般工蜂的數十倍，而且它平均每天都會產下一千五百個卵。

女王蜂是在飛行中結婚，每和雄蜂交配後就將精子貯存在體內以便能夠持續產卵。然而貯存中的精子並沒有活動能力。將蜂膠溶化於蒸餾水或食鹽水使停止流動的精子活性化的報告是由捷克的V·瓦雷星所提出。但是不清楚是蜂膠內那一種物質帶來這種效果，這種物質是否與女王蜂控制體內精子的活動是同一種物質也不得而知，或許就是蜂膠不可思議之處吧。

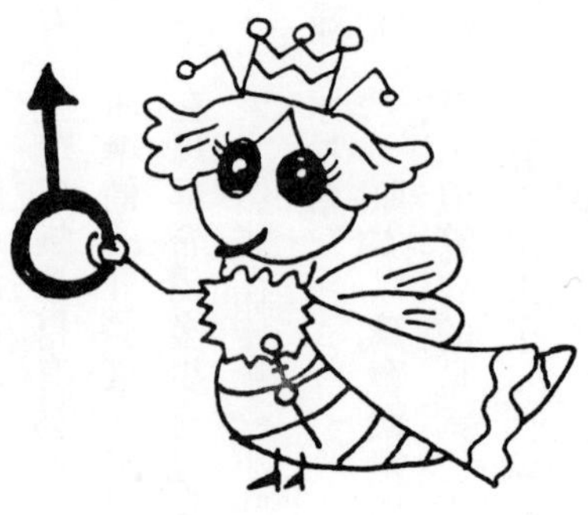

第五章

我們全家因使用蜂膠而變得更健康

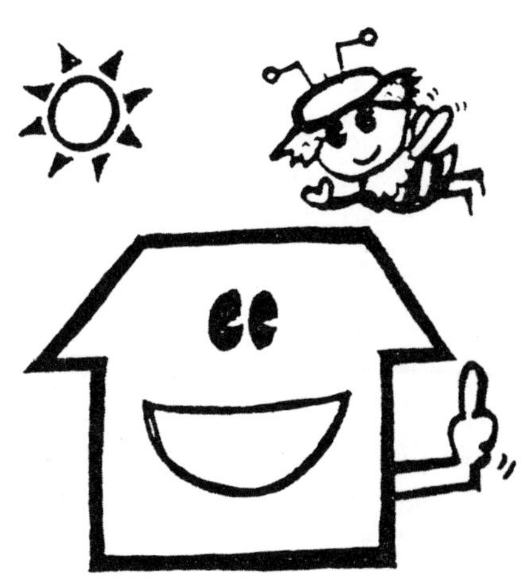

在醫院治療無效的長女氣喘與次女的特應性皮膚炎在使用蜂膠後都痊癒了

上村光子（三四歲）主婦

長女今年七歲，從二歲起就患有氣喘，稍作跑動就喘得很厲害，睡覺時也聽得到喘息聲。從三歲起到上小學這段期間，每天都上醫院從不間斷，時常飲用小青龍湯，萬一發作時就以支氣管擴張劑服用。

次女今年三歲，出生時就患有特應性皮膚炎，腳部關節常腫得如象腿般粗，又會出紅疹。最初在一般小兒科醫治，但醫生說「我不會開腎上腺皮脂荷爾蒙的處方，可以到皮膚科去診治」，所以就轉診到皮膚科，由於診治醫生面貌看來兇惡，孩子又不習慣以繃帶包紮，就漸漸不再繼續診療了。然而症狀時而惡化，於是只有暫以藥局的「膚潤康」軟膏塗抹應付。

後來又轉診至小兒科，服用了一年改善體質的藥，就維持這種方式直到去年六月，從友人處得知蜂膠這種由蜜蜂所製造的天然物質對過敏很有效，於是馬上開始讓孩子們服用。

長女每天服用六顆膠囊，次女四顆，感覺二個月就出現效果了。

長女自服用蜂膠後就停服了醫院開的藥（不必每天上醫院也無大礙），咳嗽減輕了，也減少了因感冒就醫的次數。過去在換季的九月份左右或剛進入春天的時節很容易發作，現在不會犯了。

由於沒到醫院檢查，很擔心肺部的聲音是否很清晰。在今年唯一一次感冒就醫時，醫生以聽診器檢查後說「肺部聲音很清晰」，所以我猜測已有相當程度的改善，而且孩子自四～五歲起體重從不增加的情況，也在去年之後順利增加了。

患特應性皮膚炎的次女在服用蜂膠的同時也以蜂膠萃取物塗抹患部，原本化膿部分的膿汁若沾到別處會擴大皮膚炎的範圍，但塗了蜂膠後的患部第二天就會乾涸而不再擴大，使症狀減輕了不少。

如果患有慢性病對醫院治療一直無法改善的人，可嘗試以蜂膠治療，不過在使用蜂膠的同時最好能每天提供含豐富礦物質成分的蜜、花粉、蜂王漿等，並多注意飲食營養的攝取。

講評①　過敏和類黃鹼素

過敏是由於某種特別物質（抗原）侵入人體，使「抗體」增加（現代醫學稱爲免疫球蛋白E抗體）對抗侵略，當抗體與「抗原」相遇時就會發生抗原抗體反應，於是爲了生體帶來有害的效果，就叫做過敏引起的疾病，這種反應會在極短時間發生，也會慢慢發生，容易發生在小兒身上有害健康的，特別是在短時間發生的過敏反應型，有最具代表的三大過敏病——支氣管氣喘、特應性皮膚炎、過敏性鼻炎。

患有這類病症的小兒是由於體內對IgE抗體的製造無法有效調整，以致過度製造抗體使氣道變窄或氣道對刺激較一般人多一倍的敏感。但現代人因受大氣污染產生慢性氣道的變化，造成痰未經纖毛就排出或使氣道承受慢性刺激的狀態。

以上是引起過敏的症狀，然而體內實際症狀是肥胖細胞具有觸角般特大型免疫抗體細胞，在抗體與抗原結合後會釋出內部游離的顆粒，於是就生成引起過敏的有害化學物質，這叫脫顆粒。而蜂膠內類黃鹼素的有效成分正可抑制這種情況發生。

但只靠理論來治療是行不通的，所以在日常生活中要儘量避免飲食方面引起的特殊過敏。若是皮膚方面，則要避開紫外線直接照射。東方醫學常以適當的皮膚刺激來改善氣喘，或許也有其他各類的自然生藥，所以有必要經專門醫生的診療，而且需要比別人加倍的努力。

患特應性皮膚炎使臉變得粘糊的孩子，已康復並能健康的展現笑容

樺澤路子（三八歲）主婦

已滿三歲的次子，從出生二個月後就患有特應性皮膚炎，主要症狀是臉部生成很嚴重又癢的濕疹，經常抓得流血，讓做父母的看在眼裡十分心疼，就在此時知道了蜂膠才使病症痊癒了。

最初治療時的小兒科醫生没有任何表示，印象中只說是屬於先生皮膚差的體質。後來因症狀嚴重才轉診至皮膚科，醫生看到立刻責備我說「怎麼讓孩子這麼嚴重才來找我」。

以口服藥及外用藥同時治療後，症狀才開始減輕，但一停止使用外用藥又立即發病，所以我擔心不斷使用會使藥性愈來愈强，由於外用藥會使皮膚溶化，孩子又常將抓過臉的手放進嘴裡，令人一想到可能受到的藥害就非常不安。

因此時常猶豫著停止給孩子上藥，但院方表示「只要持續到醫院治療就可痊癒」，我卻認爲只是固定到醫院拿藥對治療本身並不是很熱心。

在六個月後（一九八七年五月）因患感冒降低了抵抗力，使皮膚惡化到好似溶化的瘢痕疙瘩般，從兩頰到眼睛周圍都粘糊發紅、眼睛無神的狀況，經由小兒科醫生介紹到醫院注射球蛋白。

二、三天過後，從友人處得知了蜂膠，於是將蜂膠自膠囊取出，溶化三分之一在少量的蜂蜜中，一天三次給孩子服用。

服用的開始就停止了發炎，漸漸地結疤，一～二個月後如脫胎換骨般的痊癒了，而且原本動作緩慢的孩子也變得活潑開朗了。

服用以來，感覺身體健壯許多，即使偶爾患感冒，症狀也很輕微不會引起發燒。

三子也同樣在出生後二～三個月時出現特應性皮膚炎，皮膚顯得潮濕有點粘，雖不致像二子般嚴重，但我也會耐心的給予蜂膠服用。

由於二子和三子特應性皮膚炎的體質，所以使用食品添加物都特別小心，但我覺得現在的化學藥品充斥市面，雖然它確實讓我們受惠不少，但其忽視自然的反作用卻加害到我們的健康，因此蜂膠才是自然形成能維持健康最可靠的物質。

講評②　特應性皮膚炎應注意的事項

特應性皮膚炎和支氣管氣喘在本質上是屬於抗原的反應，差別是症狀出現的部位不同，一個在呼吸器，另一個在皮膚，兩種同時出現的情形也很多。特別是妊娠中的母親有偏好攝取過多的甜份或攝取過多形成抗體的異種蛋白。據說偏食會嚴重影響到新生兒的健康。

對小兒，特別是嬰兒會產生很厲害的搔癢感，這常令做母親的憂慮不已，所以使用現代醫學中的腎上腺素類固醇來對付強度的皮膚炎也是不得已的方法。中藥裡對治療這類皮膚炎也有很好的藥方，但需要請專門醫生來調配適當的生藥。蜂膠與生藥抑制過敏同樣有效。若兩者合併使用更具有加倍的效果。對嬰兒施以治療時，可將蜂膠自膠囊取出與牛奶攪拌後抹在口腔中，再立即餵食牛奶。皮膚炎外部的刺激來自於紫外線，要防止抓搔皮膚而引起感染則更要注意，可以使用市面販售的特別藥皂來清洗。

過敏症狀一旦出現時應避免食用斷奶後的牛奶、蛋、大豆類的食品，然而這類物質對小兒營養的吸收卻是最重要的，任意避免也非正確之道。現代醫學中特別是抗組織胺自古以來就已被使用，它因能阻止脫顆粒才具有效果。但服用這類藥品多半會令人昏昏欲睡，所以唯有症狀嚴重夜晚就寢時才能服用，在早晨上班（去幼稚園）時絕對禁止服用。除此之外，溫泉療法尤其是硫磺泉，在今日也具有相當程度的治療效果。

在斷奶食品中添加蜂膠，除避免孩子成為過敏性體質外也讓身體健康

馬場裕子（三二歲）主婦

我每天早上服用一粒蜂膠已有三年了。在喉嚨痛時則以蜂膠液直接滴入患部治療。

從小我就有過敏體質的傾向，所以在妊娠中從不間斷的服用蜂膠，才能生出健康又足月的孩子。

爲避免孩子出現過敏症狀，所以在斷奶食品中混合膠囊內的粉末給予餵食。

另外感冒時也以蜂膠液混入牛奶中給孩子喝，所以始終能保持健康。

我個人因爲過敏性體質，在身體狀況較差或疲勞時，皮膚就會發癢起疹子，希望繼續地

服用蜂膠以杜絕類似情形發生。

講評③　對特應性皮膚炎，尚無科學上的資料可循

蜂膠不會引起任何副作用，故對嬰兒可安心使用。嬰兒在過敏尚未形成特應性皮膚炎的階段時，就應給予蜂膠服用以作預防。但過敏性體質——是因對某種物質反應極爲敏銳而形成急速製造抗體的情形，遺憾的是在科學上尚未能找出可證實蜂膠抑制作用的資料（其效果測定原本須根據科學上的資料）。

理論上蜂膠已獲證實對預防過敏性等症候有效果且具有意義。例如春天一到，患有過敏性鼻炎者的症狀會惡化，若預先在數月前就服用蜂膠，往往會有異想不到的效果。特應性皮膚炎也有同樣情形，會隨季節變換而惡化。

接下來是一般該注意的事項。若將藥物混合牛奶中給嬰兒服用，會使整瓶牛奶變味，往往剩下過多喝不完的奶，所以不妨先混合少量的牛奶餵食後再逐量加多沖淡，才能完全喝完以達到效果。

過去我每月患一次感冒，現在幾乎不再患了

石川實子（六三歲）主婦

一九八六年十月經瀨長醫生診療後才得知蜂膠，於是開始服用。

我容易罹患感冒，醫生診斷出稍有支氣管擴張症，平均每月患一次感冒，每次感冒喉嚨發紅而且咳出粘綢狀的痰，相當難受。

每回感冒一定會領到含有抗生素的化痰劑，往往持續二週才會痊癒，由於常服用抗生素使胃很不舒服，所以又得服用胃藥，待不及半個月的時候又再度感冒，情況因而復始。

平常每天早上各服一粒蜂膠，感到稍有感冒症狀時就服用二粒，喉嚨痛時就在口中咬碎吞下，雖然覺得味道有點苦，但這樣才能達到療效。

如此持續約一年後，漸漸不太容易罹患感冒，同時也發現肩膀不再那麼酸痛了。

現在即使患了感冒也用不著躺下休息。在服用蜂膠前每回感冒都很多痰，現在則很少發生。服用以來，由於不必再服用含抗生素的藥物，胃的情況也改善多了。

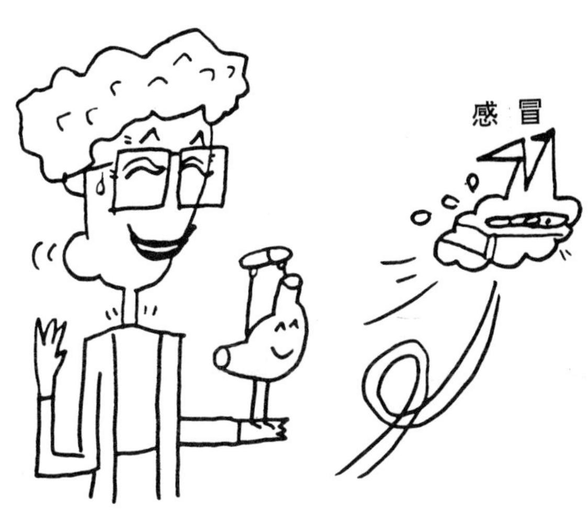

因爲不同於過去所使用的抗生素，對上氣道部位感染的治療我覺得蜂膠的作用較爲緩和，也較適合我的體質。

剛開始服用蜂膠時的血壓是一六〇～九五，而現在只有一四五～八二，不過由於也配合飲用蔬果汁及少量使用鹽份，所以也不完全歸功於蜂膠的效果，至於肩膀酸痛減輕，我想可能是血壓下降的關係，希望還能再降低一點。

自此基於維護自身的健康爲由，我打算繼續服用蜂膠，由於對易患感冒的人有一定的效果，所以在此推薦。第一次服用時，至少要持續一年才能真正獲得效果。

講評④　蜂膠對生體的防禦作用

自古以來的東方醫學將感冒解釋爲寒濕並威脅到身體其他部分的健康，主要是受外在環境氣候的影響下對生體產生不好的影響，使生體受到刺激而失去平衡，進而使生體發生一時障礙的狀態。生活不節制或過度勞累，使生體失去平衡產生的一時障礙有（失眠不安、貧血、畏冷、倦怠或焦慮、身心疲勞），再加上外來病毒的入侵而引發的。

所謂的外來因素泛指所有危害生體的因素，並非單指今日醫學上所稱的病原微生物，如果排除這些外來因素還不能達到目的，那本生體內的調整就顯得更重要了。

首先應從飲食方面來作自然調整的治療，可利用暖和身體的物質如——葱、生薑、蘿蔔泥、蛋酒等。生藥中的葛根麻黄在今日也常被使用，平時感到有點寒氣時，就可採用含有金銀花、連翹成分的生藥服用，這與現代醫學中不時以抗生素來治療感冒的作法是大相逕庭的。

東方醫學對容易患感冒的說法是生體失去平衡，而在今日充分採用現代醫學的觀念則認爲是所謂的免疫機構虛弱，有改善免疫機能的必要。生藥中原本具有改善免疫機能的效果，自古以來治療感冒所使用的生藥，絕大部分也都具有這樣的作用，而這卻是經由現代醫學的臨床實驗證實出的有趣現象。蜂膠被證實具有加强身體內部防禦作用——把體內病毒視爲外敵予以吞食處理，使免疫力增强並能抑制體內的繁殖作用。

當然，一般性的節制也有其必要性，切勿暴飲暴食。蜂膠因不會引起副作用，可長期服用且具有人類保健方面（防止生病）的機能，是大自然賜給的禮物，不可忘記。

預防感冒所引起的喉嚨痛非常有效，疲倦時也常用

山城美知子（三六歲）秘書

當我得知蜂膠是天然的抗生素，即使服用再多也無害處，於是去年冬天起就成了蜂膠的愛用者。

經過二個冬天的試驗，對感冒的預防確實有效。

我一旦患感冒經常伴隨著喉嚨痛，所以將蜂膠直接灑在喉嚨讓它儘量深入口腔內部的方法來擊退，我認爲這要比漱口方式有效的多。

若有輕微口腔炎時，就以蜂膠塗抹，痊癒的快又有效。受傷時也常以蜂膠來作消毒及保護。

感到疲勞時，當作喝清涼飲料來服用蜂膠，就不致累積疲勞。

以直接滴入喉嚨方式來治療喉嚨痛、感冒、口腔炎、很有效果

小崎祝子（六四歲）無職業

我的喉嚨經常疼痛，是屬易患感冒的體質。

而且也常患口腔炎。

這時使用蜂膠便可維持健康。

我並非每天使用，唯有喉嚨痛、牙痛時直接塗抹在患部。

塗抹後會稍有麻木感，但一小時後就不自覺中止痛了。

每年患感冒時就得躺上四、五天，但今年出現喉嚨痛症狀時以蜂膠直接滴入患部，就沒有引起感冒。

朋友的妹妹患有結核性的骨病，在服用蜂膠後腳痛也減輕了。

講評⑤　抑制病毒繁殖的類黃鹼素

感冒病毒到今天還無特效藥可治。但我們都明白蜂膠中含的類黃鹼素有局部殺死病毒的功用，使效果提高不少。嚴格來說，是靠抑制病毒繁殖的體內巨噬細胞來吞食。關於口腔炎的治療也可以完全相同理論來說明，事實證明，蜂膠可使口腔炎的口腔粘膜組織更爲密集。

為種種疾病帶來效果的天然抗生素

蓑田日出子（五〇歲）業務員

一九八八年底鄰居一位老太太因血壓上升到二〇〇而至醫院就診，但只領了藥就回家。

於是想到自己的身體狀況，自八月起因患嚴重感冒（扁桃腺炎），和孩子持續到醫院就診，卻因始終沒有起色而十分灰心。

正琢磨有無其他辦法時想到了蜂膠，在看過介紹蜂膠的書後，覺得自己也適用，於是立刻叫貨，並且分一半給老太太，除了自己開始服用，丈夫也……。

丈夫在二、三年間因嚴重感冒使氣管也變差，曾經二次頸部受傷、肺也時常疼痛，我就對丈夫說：「要不要用？」他說：「試試看吧！」於是也開始服用。

服用三天後，丈夫看我的臉說：「臉頰和下巴的浮腫都消失了。」我本身也感到驚訝。幾年以來，每到冬天就會罹患感冒，使身體很不舒服，常思索到不同於北海道氣候較暖和的地方。由於三天後臉部消腫，常喝酒使臉浮腫的丈夫也在服用五天後痊癒了。

蜂膠因含有類黃鹼素，可將病毒細菌立刻除去，是我從書中得知——天然抗生素有此特性。人造抗生素進入人體後，會連帶將人體及腸所必需的細菌也殺死，所以長期服用會形成肝臟障礙、血障礙及消化器方面出現症狀。然而自然抗生素（蜂膠），只會殺死有害細菌，不會危害人體必需的細菌，因此在理論上，蜜蜂和人類對種種疾病的免疫作用是有共通之處。類黃鹼素進入體內後會累積起來並提高免疫力，對曾經患過的疾病或炎症、蕁麻疹、青春痘等的病原菌可產生免疫及血清作用。

值得高興的是，在服用蜂膠一年後，我已成爲感冒的絶緣體了。許多人都持續服用超過一年以上，因爲它含有均衡的營養素，可供給腦部營養及防止老化等作用，但願能夠終身服用。以上介紹與我住同一鎮上的人治療效果，有腳部消腫的、糖尿病患改善的、及常年盜汗等都在服用三天後就見效，而腮腺炎患者也在五分鐘後止痛，正如書上所說，身體情況獲得改善連帶心情也輕鬆多了。另外對治療打撲傷的疼痛，可將膠囊拆開的粉末作成膏狀塗擦，同樣的方式對特應性皮膚炎也有效。

希望藉著我的推薦，能對更多健康情況差的人有所幫助，目前全國上下都熱衷蜂膠，盼望能規劃出一個像西德有Reformhouse系統的城市。

講評⑥　蜂膠效用的肯定需依據科學方面的資料，並非只憑各人感覺

前面提過，蜂膠的效用並非單憑各人的感覺，應根據科學上細菌學的檢驗資料來確定。例如，對關節炎及糖尿病效用的檢驗，不過很遺憾蜂膠本身對糖尿病代謝異常的直接作用還未獲得證實。

提早服用治癒了扁桃腺炎的蜂膠，成為健康的支柱

畑山貢一（六一歲）公司重要幹部

半年前因扁桃腺炎一直未治好而上醫院，經診斷出才知還併發了蛋白尿及慢性腎炎。醫生採用抗生素合併中藥的治療方式，另一方面也推薦服用蜂膠，早晚各一粒，喉嚨痛時就以舔的方式服用。

服用一個月後，除扁桃腺疼痛痊癒外，尿蛋白的數值也降低了，所以我推斷蜂膠的效用很大。

對扁桃腺炎特別有效外，喉嚨痛時利用清晨時以舔的方式服用，很快能消除疼痛，由於我的氣管較差，我想藉服用蜂膠應可避免併發其他疾病。

對我個人而言，能夠未雨綢繆的就是蜂膠。

講評⑦　對上氣道炎有超群的效果

扁桃腺炎往往會導致腎炎，引起腎臟過敏性變化而發病，所以需徹底根治上氣

道發炎（殺死有害病原菌），將抗生素與蜂膠合併使用被認爲是最理想的治療法，這種方法已獲得證實，可成功的阻止有害細菌在上氣道繁殖，同樣也是最快速的治療法。

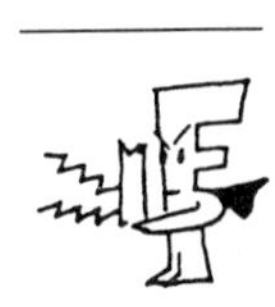

長期惱人的老毛病——頭痛、上頜竇炎、低血壓治癒了

山中裕美（四八歲）ＯＬ

我患有頭痛、上頜竇炎、低血壓等老毛病，在一九八六年底開始服用蜂膠至今一年的時間，使這些症狀都消失了。

在服用蜂膠前，一個月總會犯二、三次頭痛，若不吃止痛藥就不能止痛，但在服用蜂膠一年後完全不再頭痛，所以幾乎忘了那種痛苦的感覺。不僅如此，上頜竇炎引起的鼻塞也治癒了，原來九〇～四五的血壓也達到一一〇～六〇的正常值，心情轉爲舒暢，十分感激介紹蜂膠給我的朋友。

此後只要不忘服用蜂膠，應更能加強順利度過更年期的信心。

除對我的健康能發揮最好效果，對動物也不例外。

我家的貓患有膀胱炎，住院二十天期間因喉嚨腫完全不能進食，於是將蜂膠灌入口中，第二天就吃下四片生魚片。獸醫也說「貓只需使用一次就見效，不必擔心有副作用」，但出院返家後又拒絕進食，再將蜂膠灌入就能吃了，而且精神轉好，我也安心多了，我想以後繼續給它服用蜂膠。

講評⑧　任何情況都使用蜂膠，也是無可奈何的

引起頭痛有太多原因，不同的原因治療方法也有差異，所以需經十分慎重的診療。頭痛、低血壓的情況，可能是女性面臨荷爾蒙逐漸缺乏的時期才出現，以中藥治療這類症狀較爲合適。治療上頜竇炎時，由於蜂膠濃度不易平均分配到達患部，以致無法得到充分的療效。不過比起長期服用抗生素要顯得有意義多。但給貓服用蜂膠，我認爲太可惜了。

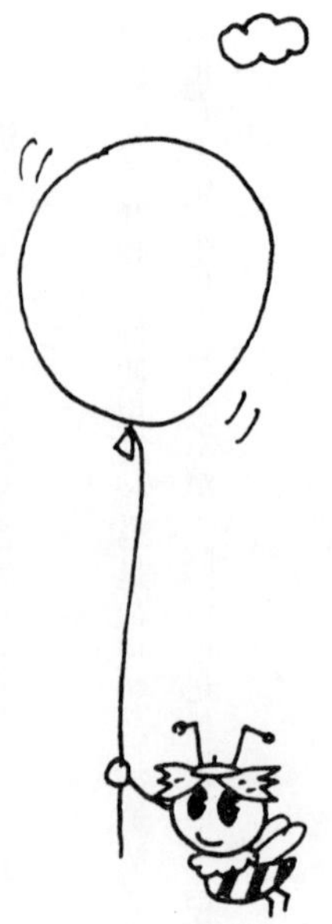

上頷竇炎引起的流鼻汁痊癒了，體重增加身體情況轉好

伊勢靜子（六八歲）主婦

我患有令人困擾的上頷竇炎、慢性肝炎、慢性胃炎、慢性腎炎，在一九八七年 四月開始服用蜂膠至今已整整三年了。

每天六粒分三次空腹服用，最初肚子會咕嚕叫，不知道是什麼原因，不過確實有達到調節身體功能的效果。

可能因爲效果不錯，於是繼續服用，一個月才發現長年來如流鼻汁、肝臟苦痛等症狀都消失了，整個人如同卸下背負多年的重擔般輕鬆。

由於對蜂膠效果十分好感，所以也連帶對花粉、蜂王漿、黑蜜等蜜蜂製造的產品著迷。在這段期間體重增加一·五八公斤（原本身高一五九公分、體重四五公斤），身體情況也十分良好，我想經常用蜂膠或其他蜜蜂製造的產品保持目前的身體狀況代替醫院的治療。

講評⑨ 對慢性肝炎預定開始著手研究

由於對慢性肝炎治療效果很難判定，最近我們即將著手開始研究。不僅是檢查方面的資料，對實際肝細胞組織能否修復完好也需十分慎重。蜂膠對發生在肝內難治的炎症，究竟有何作用，有必要弄清楚。

對胃弱、體質虛弱、五十肩、齒槽膿漏、十二指腸潰瘍等全家疾病的有效治療

川崎千惠子（四七歲）主婦

一年半前得知蜂膠是不會產生副作用的天然抗生素，又有促進細胞活力的作用，於是我們全家都開始服用。

丈夫患有五十肩、糖尿病，母親有風濕性齒槽膿漏，兒子十二指腸潰瘍，而我因習慣性流產使身體很差，加上有胃弱、體質虛弱、風濕、盜汗等毛病。

最初服用的二、三天，母親和我都感到食慾增加，之後不久，眼睛感覺舒服，也不會暈車了。因體質虛弱很容易感到疲勞，現在做一般家事、整理家庭菜園、溜狗已成爲每天固定

的工作，即使大掃除也不會吃不消了。另外對打撲傷也有效。

每年五月份夏季開始就會失去食慾，只吃些涼麵、麵包，常使體重減輕到三七～三八公斤左右。去年夏天起，即使午餐也吃得下，所以體重能夠保持在四〇公斤（現在是四一公斤身高一五四公分）。由於體質弱，較忙時服用蜂膠就能硬撐下去，所以時而感覺不舒服（感冒時只要睡覺就會好……），事實上身體已經不聽指揮了。

現在外出時也隨身攜帶在皮包或口袋內，希望能夠一年比一年更健康。

至於對家人的效果如下：

丈夫＝這一年來回家時不再喊「疲倦」了（由於未配合飲食療法，尿液檢查結果不太好）。過去患五十肩常痛得夜裡無法成眠，即使作按摩也無效，在服用蜂膠二個月後就痊癒了。

母親＝治療牙齦痛有效。

兒子＝因飲食、生活不正常，又不按時服藥，曾數次十二指腸潰瘍至醫院就診，但一經改善後又不繼續服用蜂膠，讓人十分操心。

除家人外，對家裡的寵物也有效果。

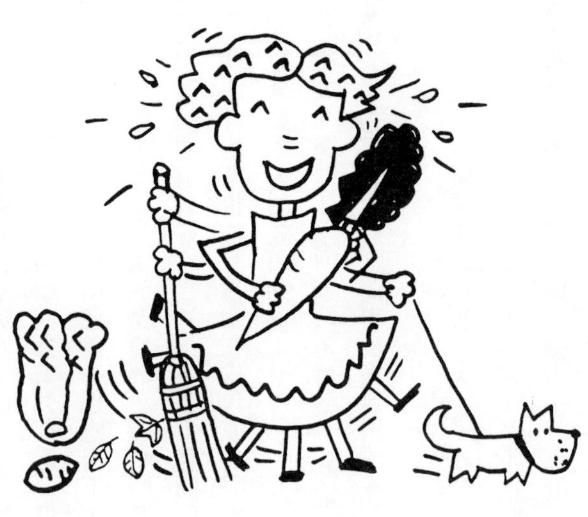

我家養的約克夏㹴，因每天嘔吐胃液經常服藥，經服用蜂膠萃取物後就幾乎不再犯了。

另外養的貓也因吃得太多加上運動不足，體重高達八公斤時患了膀胱結石，經三週治癒後一停止服藥又開始出血，於是索性早晚各加半粒蜂膠在藥內給它服用，出血就停止了，其後的一年半內，除酌量餵食獸醫提供的貓食及罐頭外，每三、四天也給它服用半粒蜂膠，從此不再出血，也一直活得十分健康。

令人遺憾的是，二週前卻死於交通事故。

講評⑩　對胃、十二指腸潰瘍有效

在此談談齒槽膿漏，這種病症會形成難治的牙根出血或牙齒脫落現象，至今還未出現有效的治療法。蜂膠中的類黃鹼素作用，對脆弱的組織及止血效果已獲得科學上的証實，如果要繼續治療，最好與蜂膠牙膏合併使用，才能徹底根治。

關於十二指腸潰瘍，是由於粘膜潰瘍部位缺乏對部分組織更新的作用，其周圍的止血作用應可急速治癒潰瘍。但別忘了，潰瘍的發生多半和受到壓力和平常生活態度有密切的關聯。

口服、外用都有效，胃的情況改善因此也長胖了

大林郁子（四一歲）鋼琴教師

因體質虛弱容易感冒，而且很難痊癒。還患有杉木花粉症、嚴重的肩膀酸痛及冷虛症、下痢症。聽說天然抗生素有抗炎症作用且能改善過敏性體質，於是開始服用（液體）蜂膠。

去年九月以來，早晚直接滴入二、三滴在口腔中。

雖是胃弱體質，但持續服用一個月後，開始產生飢餓的感覺。能有效控制感冒引起的喉嚨發炎，咳嗽也停止了。很嚴重的肩膀酸痛減輕了，我身高一五二公分、體重四二公斤是瘦的體型，服用後多少較從前增胖了些。

體會到種種效果後，從不曾忘記服用蜂膠。不僅如此，對傷口或皮膚長疙瘩，塗抹蜂膠也有效。

拔草後發現右手拇指的指甲裂開並化膿，而且膿越積越多甚至擴大到半個指甲的面積，身爲鋼琴教師指甲剝離是很嚴重的事，非得就醫不可，這時想到利用蜂膠塗在患部，而且每天塗，結果治癒了。

經過以上經驗，爲了更加强身體的健康，我打算繼續服用蜂膠。特別在感冒時多加服用，以免拖久難治。夏季若吃了生食，一定會服用蜂膠，希望能活用在預防食物中毒方面。至於對過敏性體質及冷虛症若也具有療效，是再好不過的事。

講評⑪蜂膠對外傷、打撲傷有效

蜂膠對外傷有效，它有抑制細菌發育作用並迅速修復健康的組織，但對預防食物中毒方面，至少在理論上還無法期待效果的出現，因此還是要多加注意飲食的衛生。

罹患一個月的大腸潰瘍治癒了，而且對偏頭痛、膀胱炎、頸椎挫傷、疼痛也有效

三輪和子（六〇歲）自由業

大約一年半前，我經常嚴重的下痢，原以爲只是感冒引起的，所以服用感冒藥。

但去年四月下旬起，隨著下痢還有血混合其中，於是立刻到醫院檢查，才得知下行結腸部分有動脈硬化及線條狀潰瘍的現象，於是住院十天接受以靜養和飲食療法的治療。

住院期間除家人外並没告知其他人。朋友來電都一概告知不在家，不久朋友親自來家拜訪才只好告知原因。朋友於是向我推薦蜂膠，並保證有效，由於對朋友的胃潰瘍、十二指腸潰瘍有效，所以我也想試試看。

又因院方未開藥方給我服用，於是和朋友一道去拜訪經營蜜蜂製品的養蜂場，購買蜂膠並開始服用。同時又攝取號稱爲維他命、礦物質寶庫的花粉蕎麥蜜，對於不喜愛蔬果的我，可藉以攝取纖維食品來平衡蜂膠內含量很高的中性脂肪值。一個月後接受內視鏡檢查結果「看不出有潰瘍了」醫生也感到意外，使我十分感激蜂膠帶來的效果。

爾後又接受動脈硬化的治療（以飲食療法爲主），每回作完定期檢查都被評爲健康的優等生。

蜂膠帶給我的效果不僅僅如此。

①十八歲起就困擾我的頭痛治癒了。

②原本胃弱的體質，感到飢餓時就會痛，打嗝時有苦味的現象都不再發生了。

③過去因常忍尿造成膀胱炎，在疲勞、感冒時特別厲害，現已不再犯了。

④十五年來的頸椎挫傷，常造成手部發麻（爲作牽引治療而常去醫院），在服用蜂膠後完全不必作牽引。

⑤睡眠時間很短（六小時），而且無法熟睡，現在則睡得很安穩。

自從治癒了別人無法體會痛苦的疾病，使生活能在健康中度過，完全歸功於蜂膠的效果。

講評⑫　保持身體自然的規律是必要的

蜂膠的抗潰瘍作用被認爲是類黃鹼素的抗前列腺素的作用發揮，它可有效的改善局部血液循環並修復破損的組織，有消化性潰瘍的患者都值得一試。在飲食方面

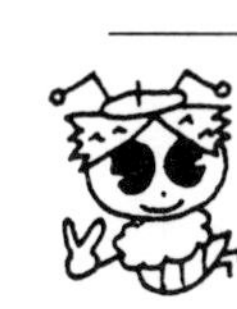

應特別留意，不可暴飲暴食、不違反身體規律，心理壓力的舒緩也十分必要。此外對潰瘍引起的疼痛也有效果。

蜂膠是身體稍感失調時最自然的施惠者，是維繫全家健康的好友

滋賀雅美（三三歲）主婦

蜂膠是大自然中植物的花苞或樹芽所分泌出的樹脂而形成的，它異於種種的化學合成物質，是自然界中的天然抗生素。由於對它產生濃厚的興趣才開始服用。

二年半前開始服用蜂膠，遇到任何症狀我們全家都以服用蜂膠來代替藥物。

我一旦感到胃不舒服時都以蜂膠來代替胃腸藥服用，疼痛、反胃等症狀很快就消除。

感冒時也服用蜂膠，尤其以我現在的身體狀況（妊娠中）也可安心服用。丈夫也同樣服

用蜂膠來治療感冒。

孩子患輕微感冒時(長女七歲、次女五歲),先充分休息,若有發燒就施以冷敷並進食,再以蜂蜜溶於開水中代替水來飲用。如果粘膜(喉嚨、耳、鼻)出現症狀時,就給予蜂膠或花粉服用。

長女(七歲)喉嚨痛時就將蜂膠粉末自膠囊取出直接服用。

我希望全家都過得很健康,先生、孩子們不會罹患重病而平安的過日子,也希望即將落地的孩子能抵抗力好,不必就醫。

我們儘量運用充分的睡眠時間,全家人早起並神清氣爽的互相問安已成爲座右銘。

我認爲飲食生活還是健康的第一步,所以每天都提供營養均衡的食品。

因現在市面上很容易買到各式各樣的藥,一般人往往買來抑制輕微的病症,殊不知任何症狀的出現都代表著身體正發出警告的信號,並希望作出確實的判斷。

再補充說明,生活在地球上的人類本屬於自然界的一員,利用自然的物質來治療應該才是正確之道。

大自然中神秘的生命所發揮的力量往往使人類料想不到的身受其恩。

講評⑬　連孕婦也可安心使用的蜂膠

妊娠中也能安心服用蜂膠。

蜂膠對母親是特應性體的新生兒能否具好的影響效果，我並沒有經驗。但被認爲是來自大自然恩惠的蜂膠，確實是溫和並對生體有良好效果。

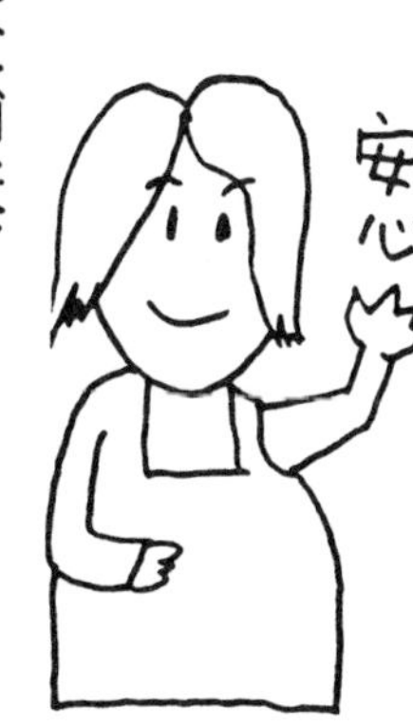

擴散整個臉部，一直未能治癒的皮膚炎也完全消失了

林田圭子（五三歲）主婦

大約二年前我的下巴長出紅色顆粒狀的皮膚炎，使用塗藥外加口服藥（腎上腺皮脂的藥、維他命B_2劑、治肝病藥）不僅未見效果，反而逐漸擴散到整個臉部，覺得十分困擾。

正值全家到箱根，在當地一家餐館內用餐時，館內的人見我的情形就告訴我「服用蜂膠也許有效」。

開始服用蜂膠是去年的二月四日。每天五～六片，在最初的一～二個月時尚無任何明顯改善，不過至少没有過去般嚴重。

待服用二個月後才開始出現效果，情況逐漸減輕，到九月份已完全治癒了。

像我這種頻頻就醫作內臟檢查也查不出病因、服藥也不見改善的人應該不少，如果有類似情況的人，不要心急，只要耐心服用蜂膠一定會朝良好方向改善。

因爲有緣遇到蜂膠，使惱人的皮膚炎出乎意外的痊癒，心裡充滿感激，想到有蜂膠這樣的好友存在就十分安心。

講評⑭　對種種皮膚炎的效果

蜂膠是否適用於任何皮膚炎，需經過皮膚科的查證才知，目前只敢說與中藥併用可能有較好的效果，有時根據病情需要使用含腎上腺皮脂軟膏的藥來治療或嚴密的血液檢查，所以不可自己隨意判斷。

不舒服的主婦濕疹治癒後成了蜂膠黨

小淵和子（四七歲）公務員

我在一九八七年十一月開始服用蜂膠，經朋友介紹並在書上及自然食品相關雜誌看到，才對天然抗生素的蜂膠產生興趣。

當時我的雙手患有主婦濕疹，會發癢、化膿、紅腫及燒熱感等不適的症狀。所以只要是沾水的工作，都得先戴上一層棉紗手套再戴上橡膠手套，感到十分不便。

第一次服用蜂膠那晚後就止癢了，後來也消腫，漸漸化膿也消除了，只剩下裂痕。由於同樣採用原使用的含腎上腺皮脂的軟膏和蜂膠才治好主婦濕疹，所以斷定是蜂膠的效果。

此後我就成了蜂膠黨，愛用所有的蜂膠膠囊、軟膏、萃取物、牙膏等製品。

在稍有感冒症狀或口腔炎、頭痛、胃痛時都服用蜂膠。

我是職業婦女，每天上下班最少耗掉二小時，又身兼妻子、母親、媳婦數職，十分忙碌。服用蜂膠以來，覺得體重稍有增加（身高一五〇公分、體重四七公斤）。

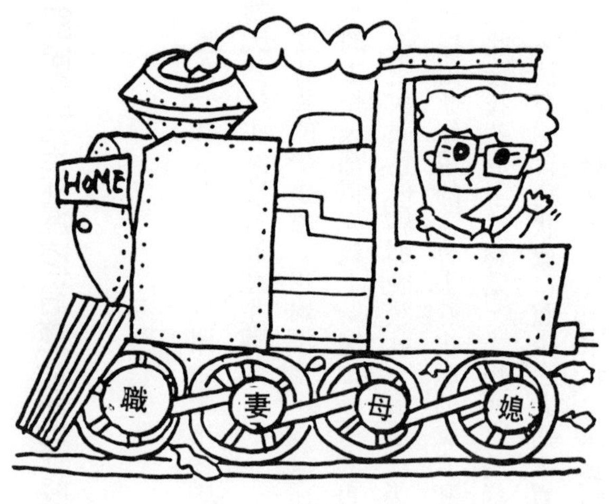

對白癬、傷口、疹子、雞眼等則以軟膏治療。保加利亞產的液體蜂膠對喉嚨痛及去除牙結石很有效。

蜂膠對感冒、疼痛、化膿、發癢等有特效藥般的效果，唯一的缺點是價錢太高，令人想多使用一點時不得不有所節制，所以連帶猶豫著向更多人推薦。

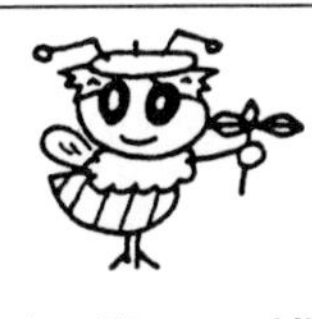

講評⑮　惱人的主婦濕疹與蜂膠

濕疹是屬特應性疾病，對食品產生過敏的人要特別留意。還要注意局部的清潔。經常使用腎上腺皮脂軟膏容易遭受外來感染並使皮膚肥厚，所以蜂膠治療較爲合適，尤其對膿胞感染症最有效果。使用後應以亞麻布覆蓋包紮來防止外來刺激。

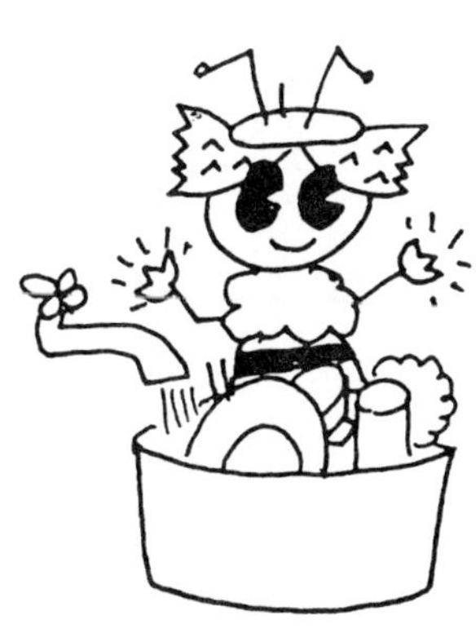

對感冒、白癬有效，活動力增強且不感到疲勞

安芸芳枝（五八歲）主婦

在得知蜂膠是天然抗生素後，就開始服用蜂膠膠囊和液體蜂膠。服用後從體內感到很健壯，做事不覺得疲勞，活動力也增强。感冒喉嚨痛時，就以蜂膠滴入喉部二、三滴，很快就能治癒。臉上長出像痣的顆粒，試著以蜂膠塗抹，五～七天痣也隨著皮膚脱落後消失了，感到很驚訝。

由於早晨塗抹蜂膠液體後氣味會持續一整天，所以在睡前以棉花棒沾塗在患部，第二天就像去除污垢般脱落。

以蜂膠液體塗在白癬患部也很有效，剛開始使用期間會有短暫的惡化現象，但不要氣餒，繼續塗才會見效，這是我個人的經驗。

若能同時服用膠囊，會自體內感到完全治癒。

另外煮飯時，稍有燙傷情形在塗抹患部後就不會引起水泡。也有利於通便。

爲了維持健康、預防壓力，每天早睡早起作三十分鐘體操、七百次跳繩、二十次深呼吸。外出時儘量加快步伐。晚餐過後就不再進食。

如此有益健康，即使年紀大也可保持容光煥發。

講評⑯　對白癬、燙傷的療效

對所指的像黑痣般的顆粒我並不清楚。如果對付像急性化膿性的症狀，我認爲有效。但並非對任何一種白癬都有效（我的經驗也很少）。至於有濕的症狀，可在局部以中藥的五苓散和蜂膠軟膏治療，效果不錯。局部燙傷先以無菌消毒再施以蜂膠軟膏，可再生出清淨的肉芽組織。

蜂膠調養了手術後的身體，家人也愛用

住田明雄（七三歲）自營業

我在三年前接受肺癌手術並把一半的肺和部分氣管切除，以及鈷六十的照射。

正擔心著未來時，妻子聽說過關於蜂膠種種的效果，鼓勵我才開始服用。其實對蜂膠並沒有特別的了解，只是抱著姑且一試的心理。

在最初服用二個月時就逐漸感到有活力，才體會出蜂膠的效果，於是考慮重新開始工作。

當然每月一次的醫院治療很順利，才是維持健康的主因。

服用蜂膠後稍有長胖。另外每天早晨在牛奶中加入三大匙黃豆粉飲用，麵包也一定選擇蕎麥蜜作的，每天早晨還是乾布作身體摩擦，是否是這些方法幫助健康，我也不肯定。

另外要報告的是兒子的太太也深受蜂膠恩惠，在她喉部外觸摸到硬粒般的物體，於是在去年底電話告知出差海外的兒子，唯恐遠處的兒子擔心，本想過些時間再說，誰想到卻在服用蜂膠後消失了。

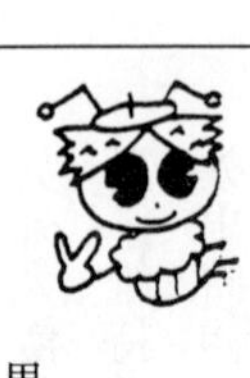

講評⑰　不引起副作用可放心長期服用

你媳婦所患的上氣道炎伴隨的頸部淋巴，前面提過的抗炎效果可以說明。對這類炎症，不論慢性、急性，任何細菌、病毒，蜂膠幾乎都可發揮預期的效果，這與一般抗生素有很大差異。

至於七十三歲明雄的健康，可能是蜂膠內類黃鹼素所具有的體細胞代謝賦活化作用（促進代謝、保護細胞膜、吸收必需物質、排除有害物質順利進行）的原因，使細胞能量來源的環狀ＡＭＰ上昇、抑制身體產生有害的過敏反應，綜合以上效果（加上體內的免疫强化作用）形成人體健康的主因。蜂膠不會引起副作用，能長期安心服用所以值得大力推薦。

蜂膠維持了健康以便安心工作

箱崎春子（五四歲）自營業

我家在觀光地開設麵店，時常得大聲招呼客人，因爲每天工作忙碌，一天很快度過。蜂膠就是我忙碌生活的支撐者。

我是去年夏天開始服用，原本只期望能有預防疾病的效果。

我的身高一五六公分、體重六八公斤，是粗壯的體型，健康上唯一的煩惱是血壓過高（一五〇～一〇〇），所以經常請醫生量血壓。

由於抱著「不安」的心理才開始服用蜂膠，早晚二次，早晨服用時各以一湯匙的蕎麥蜜和花粉加入蜂膠內，對血壓相信很有幫助。

雖然對我的血壓並沒有明顯效果，不過收縮壓已降到一四八，先生因肝功能差，服用後感覺也很好。

蜂膠對我的效果較爲顯著在受傷或燙傷方面，塗上蜂膠液體後效果很明顯，這是其一，另外牙痛時抹上液體蜂膠可立即止痛。

每天服用蜂膠能安定忙碌的工作，而沒有副作用才是最大的優點。

講評⑱　蜂膠與血壓的關係

對肝炎的治療，一定得找專家，這在前例中已提過。至於蜂膠對血壓的效果會因種種因素好轉或惡化。所以不能只憑眼前的資料，一定要有科學上的依據。

天然抗生素蜂膠因為合乎自然的健康法而成為我的伴侶

都築英子（六八歲）無職業

開始服用蜂膠以來已近一年時間了。

二、三年前從朋友口中得知蜂膠是蜜蜂爲維護巢内健康所製造的特殊天然物質，歐洲方面十分流行。

我在三十歲過後對食物攝取特別注意，也十分關心所謂的自然療法。所以在遇到天然抗生素的蜂膠時，就決定服用。蜂膠是黑褐色的液體，若説像碘酒色，還不如比喻爲胭脂色更爲恰當。

我認爲若滴在開水或飲料中服用，還不如直接滴入口腔中，雖然刺激性很强，不過有直接滲入體内的感覺，也不至產生不快的抗拒感。服用不久可感到體内「有氣的循環」。

以我所經歷的效果來説，去年九月左眼下長出豆大般像痣的顆粒，而且會擴散（後聽説是老人性角化症），因爲凸形狀十分困擾我，在塗上蜂膠一段時間後就痊癒了。由於蜂膠會產生特有氣味，所以只在晚上塗，白天就試著以自己的方法塗上蕎麥蜜，結果逐漸好轉中，在進入最後治療階段時，採用英國克雷的Rescue 藥草液處方，四個月後就完全治癒了。

另外因年齡關係，手背長出的老人斑也變淡了。覺得很開心。

生活中我是儘可能採取合乎自然的健康法，所以三十年來從不患病就醫。比方感到壓力大時就不停地步行，也在庭院種植蔬菜。並實行以下要點。

①吃糙米飯已數年。

②幾乎不食用肉類。

③每天食用小魚，特別是小魚乾。

④偏愛羊栖菜與酸梅混合煮食。

⑤作自我方式的指壓來消除身體各處酸痛。

⑥有空時儘量多聽音樂或繪畫，給自己多方面的刺激。

我原本就很健壯，所以對蜂膠並不感到特別的效果。但爲了提高身體的免疫力、殺死進入體內的病原菌，我還是會每天固定服用。

人類是依靠自然來生活，若要經常使用藥物還不如按自然中的週期生活來得踏實。蜂膠是天然製品這點來看，可成爲我終身的伴侶。

講評⑲　對各種皮膚病有效

關於老人性角化症，我完全沒有經驗，不過蜂膠强化組織防禦外敵侵入的作用，在理論上是被確實的。我認爲這本書中詳細說明的生活方法倒是很貼切。唯一讓人擔心的是液體蜂膠會對患者造成不易接受的氣味，這時採用藥片型來口服是較佳的選擇。

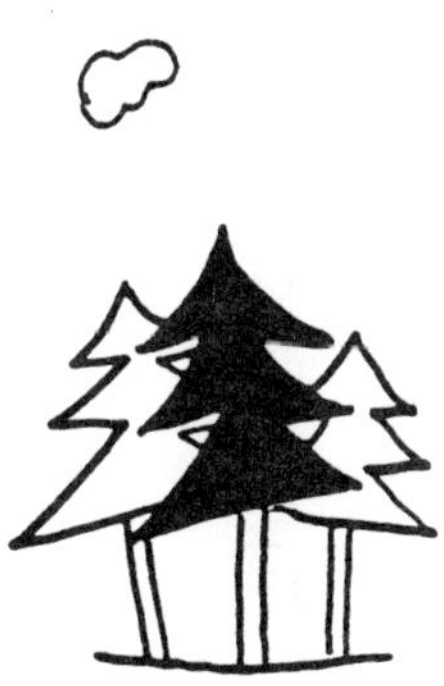

十年來的肩膀酸痛、尿路結石疼痛都很奇妙的消失了

小山豐子（六五歲）主婦

聽朋友談到蜂膠有天然抗生素的作用，對健康有益，雖然並不特別期待任何效果，但我還是在四個月前開始服用蜂膠膠囊。

感到它的效果是在服用二十天後。十年來會有輕微鈍痛的背部（右肺）漸漸減輕了，現在已完全不感覺疼痛。

我患有梅尼氏症候群，每年會引起二、三次頭暈、尿路結石疼痛，原本以中藥治療，但服用蜂膠後就不必再服中藥了。由於服用蜂膠使這些症狀消失，感到十分安心。

俗語說，無病不如保持一病消炎，才是維持健康的秘訣。但到了我這年紀，若太過健康反而擔心隨時出現意想不到的疾病。

蜂膠是維繫健康的最好朋友，安心的泉源。

講評⑳　真能抵抗壓力、消除膀酸痛嗎？

蜂膠本身是無法消除肩膀酸痛，是由於它具有促進人體代謝活動、防止外敵入侵、增加免疫能力等對壓力的抵抗力，對自己產生自信，才獲得改善的吧!?特別是肩膀酸痛多半和婦女的「寒症」有關，所以應充分接受專家的診斷。

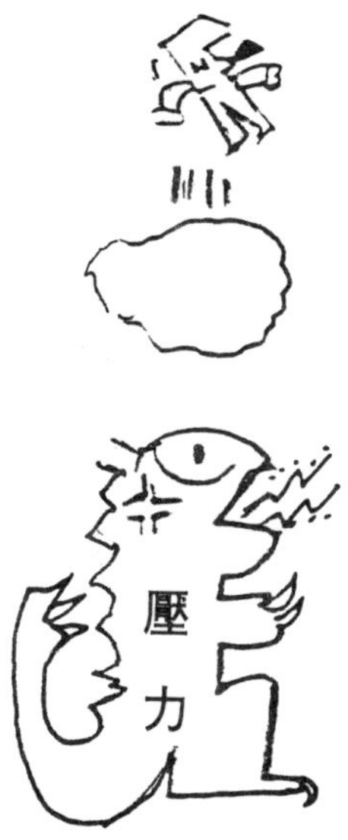

後　記——

A　產業大型化和都市化為地球環境帶來破壞

地球環境被破壞成爲現今最大的問題。

經由氟利昂氣體使地球臭氧層遭到破壞、熱帶雨林的破壞、炭酸氣的增加、地球溫室效應等現象，使人類生存的自然環境、地球準則遭受空前嚴重的破壞而接近崩潰的邊緣，這種破壞是如何引起的？只能說是產業革命帶來產業近代化，也就是機械化和勞動人口流入都市，企業大型化，以追求經濟性爲首要目的的企業理念，完全滲透社會中所造成的結果。

遺憾的是自近代一直到現在，被稱爲已開發的國家卻一直無法解決這個問題。以至演變到地球整體遭到環境破壞的命運。

同時過去以合理的思考爲對象的自然科學，也在不自覺中超越了界限，將人類視爲特別的生態系，一味地去探求宇宙生命的神秘性。

不要忘了，人類只不過是地球上全生態系中的一員，卻自以爲具有探求自然的特權，「太過自大？」所以才造成今日自然遭到破壞的原因之一。

B 因生活脫離自然及社會複雜化，才有種種疾病產生

產業革命爲快速成立的工商業中心、人口密集的都市帶來種種問題，例如集團引起的公害、自然受到破壞及污染，使居住當地人的生活有逐漸統一的現象。

甚至食品方面，也不得不依靠加工過或含有食品添加物的食物，這種脫離自然生活，複雜化的社會逐漸形成壓力，使我們身體產生病變的情形，正繼續發生中。

下頁圖表中表示自產業革命以來，工業發達及都市化所帶來種種的疾病。各方面注重自然，建立重視人性的社會是被期望的。

◆**自然環境的保護運動和理想的醫療構成**

德國改革運動和現代東方醫學的意義

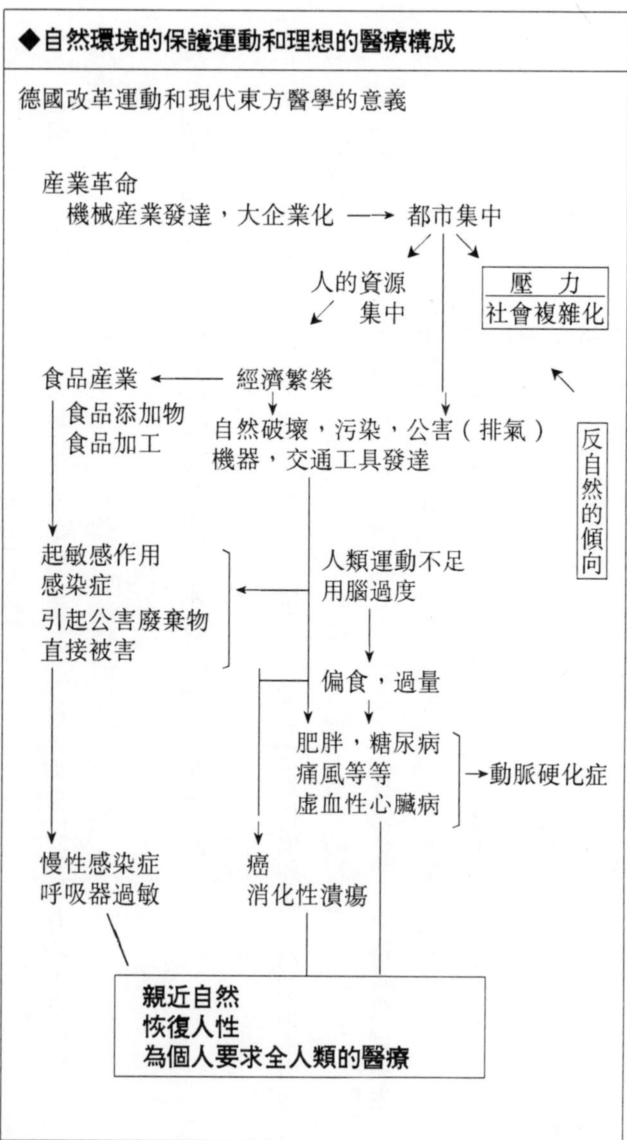

C　現在的社會是——孩子受壓力而患胃潰瘍的社會

由於都市發達和社會關係的複雜化，產生多種的壓力，可以下頁圖表「小兒消化性潰瘍的增加」中顯示。

過去的孩子對患胃潰瘍、十二指腸潰瘍等疾病簡直無法想像。現今胃藥的宣傳多以受到種種壓力的中級主管爲訴求對象，但是若連孩子都受到社會的壓力，原因就需以下表來說明。

下表是自一九五五～一九七五年間所增加的生病率，顯示出社會高度成長結果，也可看出社會生活的複雜化、飲食生活的歐美化帶來壓力造成生病率的差異。

◆小兒消化性潰瘍的增加

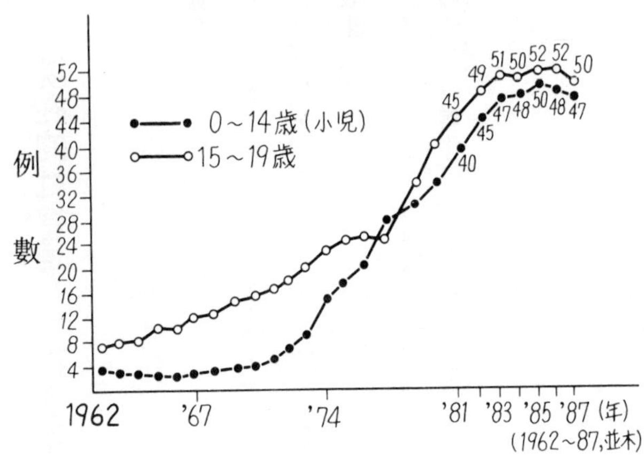

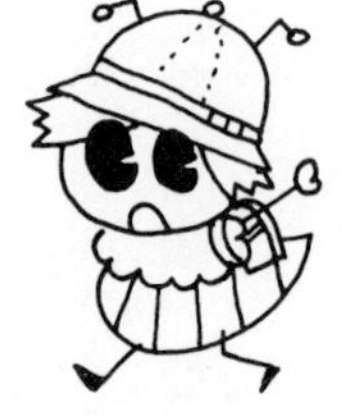

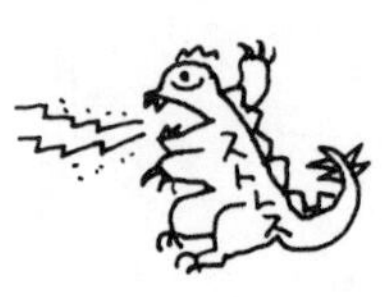

◆生病機率

（每10萬人口）

	(A)1955	1975	B/A
糖　尿　病	20	200	10.0
心　臟　病	90	300	3.0
高 血 壓 症	130	1560	12.0
腦血管障礙	60	260	4.3

D　現代社會搞亂了對生體規律的刺激，才產生壓力病

壓力已成爲現代社會中威脅健康的很大原因。它會搞亂生體週期的刺激，從體外進入體內引起一連串的防禦反應。

引起壓力的因素在物理方面有寒冷、溫熱、噪音、壓力、放射線等，在精神方面有不安、緊張、憤怒，或化學方面的營養不良、疲勞、藥物等，這些因素對每個人都造成不同的影響。

身處現代社會中環境的污染、人口過度稠密、過度的精神緊張都會引起下頁圖表的反應，造成因壓力形成的種種疼痛。

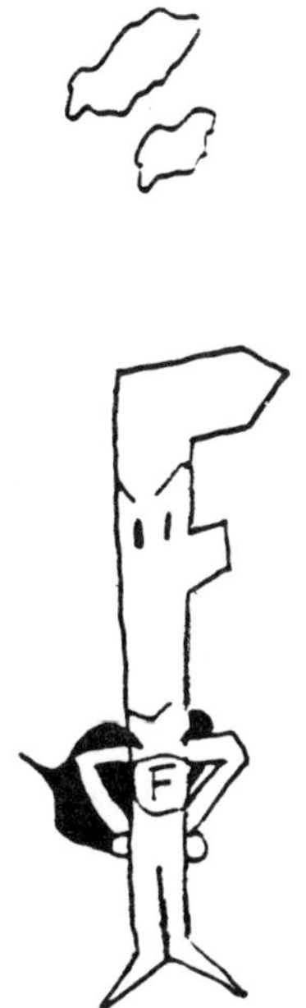

◆壓力、高血壓、心肌梗塞的關係

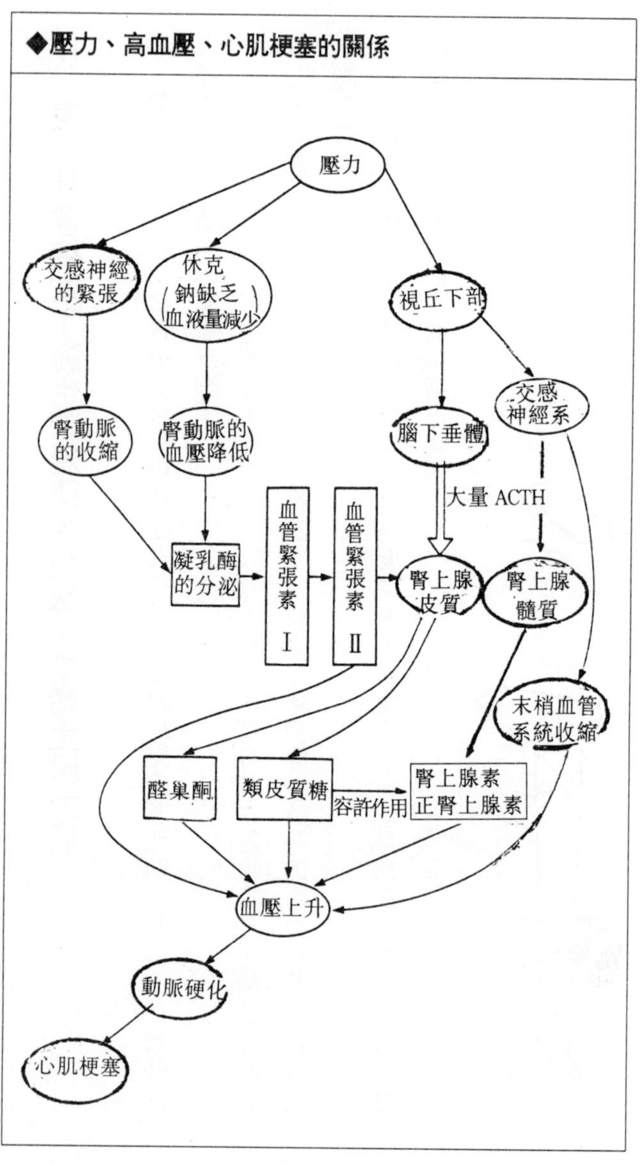

E　產業的現代化，也使大資本企業涉入醫療領域

破壞自然的大資本產業，不僅存在一般工商業領域，也滲透到製藥產業及醫療的範圍。

基本上，醫療產業也與其他產業一樣會引進種種醫療機器，以追求利潤爲首要目的。

說得嚴酷點，目前各大醫院不過是檢查病人，然後領藥的工廠，以另一個現實的角度來看與食物放置輸送帶上幾分鐘就包裝起來的食品加工廠並無他樣。

現今的社會保險制度爲作好都市衛生管理，均以診療大量勞工爲前提，而醫療產業更利用人體的疾病向保險機構索取報酬的方法作爲支撐，所有醫院對患者施以三分鐘的診療、給藥的實情，逐漸使社會問題浮出檯面。

爲破除此現象，部分有良心的醫生已嘗試竭力的改善，其他產業也存在同樣情形之下，這種作法就如同在大量生產的社會中以手工來生產，是無法產生經濟上的效益。

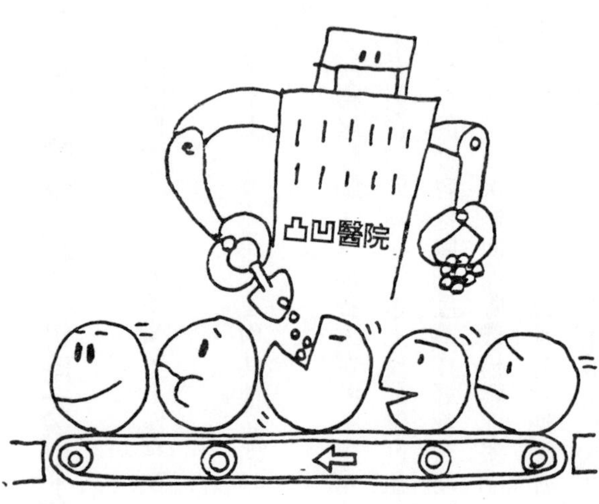

F 自然破壞既成無法改變的事實，只有在想法上作轉變

醫療上所引進的種種檢查法或機器，並非完全無益，像最近相當知名的最新X光CT掃描用機器，就是為迎合各項檢查而引進的，這些安全又新進的儀器要比只憑經驗的醫生診斷來得確實有效多了。

但許多企業為購入最新醫療機器，常藉醫院之名交相競爭，卻往往因投資過大醫療設備而流於空洞化，也是不爭的事實。

當然也有人抱著「去看庸醫，不如到大醫院檢查，又可領藥較為安心」的想法，根本上就是受到以現代醫學出發、完全依賴現代醫檢、藥物治療的影響，使得現代醫療產業更有必要回到新的基礎上，重新來過。

G　西洋醫學的基礎是以分析對象來貫徹理論

近代的自然科學是從哥白尼或伽俐略的宇宙論（物理學）作爲開端，它是以普通物質作爲對象，並不包括自然及人類，從自然的實驗中證明來發現法則，簡言之，就是利用以法則不斷改革自然，更豐富人類生活作爲目標。產業革命也是其中之一。

以自然科學爲基礎的現代醫療，能作極細微的分析，特別是細菌病理學方面的成果，爲我們生活福祉帶來極大的貢獻。

因此醫生在診斷病患時並不著眼於人類生活，只針對患者局部病變來投藥，忽略患者切身的問題，卻以爲這就是最有效的治療。

◆東西兩醫學的特質

東方醫學	西方醫學
天然生藥	化學藥品
重視自覺症	重視他覺症
液體病理學	細胞病理學
人體經驗	動物實驗
體質預防	細菌醫學
個人醫學	社會醫學
衛生醫學	預防醫學
靠經驗的	理論的
對證的	對症的
內科的	外科的
整體的	局部的
綜合的	分析的
哲學的	科學的

H 將個體視作全人格來診療是必要的

東方哲學將人類視爲自然的一部分，更需靠自然才能生活的理論，與西方近代思想是相對立的。

上表中將西方醫學與東方醫學的特長作了對照比較。東方醫學將患者作詳細檢查，對身體作全盤了解爲基礎，再使用天然生藥來改善體質，治療疾病。綜合以上，正是現代醫學所疏忽而需挽回的方法。

我之所以採用東方醫學的治療法，也是基於以上理由。然而中藥也並非無缺點的任人採用，若能將東西方醫學經截長補短作綜合治療，並重視人類，才是最理想的終極目標。

I　配合個人體質，提高體內自然的治癒力來治病的方法就是——自然療法

自然療法基本上是增加人類與生俱來的自然治癒力、增強自身的抵抗力、發揮防禦的免疫力、助長對疾病的抵抗力等。

其次是取用自然界的材料作治療，儘量採用自然形式，像——飲食、運動、改善生活等，即使需服用藥物時也採用中藥或民間偏方、甚至西歐藥草等自然未加工的物質來治療，以避免藥害。

絕不會純爲了治療疾病或消滅病原菌而濫用抗生素等科學藥品，這點與以化學藥品爲治療手段的現代醫療法有相當程度的差異。

J 維護自然的社會、實現嶄新的醫療態勢

要實現自然不再遭受破壞的社會，有效的利用有限的自然資源，或許多少能消除我們所承受的都市生活壓力。

行政上應比過去更加致力於社會福祉，醫療方面要改善過去醫療保險事業，全人類的醫療形勢才能在預期中實現，道理與已談過的自然療法相通，因每個人生活所在環境的差異，需要將個人視爲整體來診療。只著眼於疾病治癒的現代醫療，在這方面的作法則需要改正。

擁有健康的生活是人類基本權利之一。附加說明，除生病之外，被稱爲已開發國家的日本，儘量使病人在不利條件下，克服困難，過著如健康人般的生活，如此的生活應當被實現的。

不僅使得肢體殘障者能安心服務於社會，因生病率增加而罹患疾病的人，也能藉著醫療控制病情，積極的參與社會活動，這些福祉及醫療都徹底爲社會提供了種種協助。

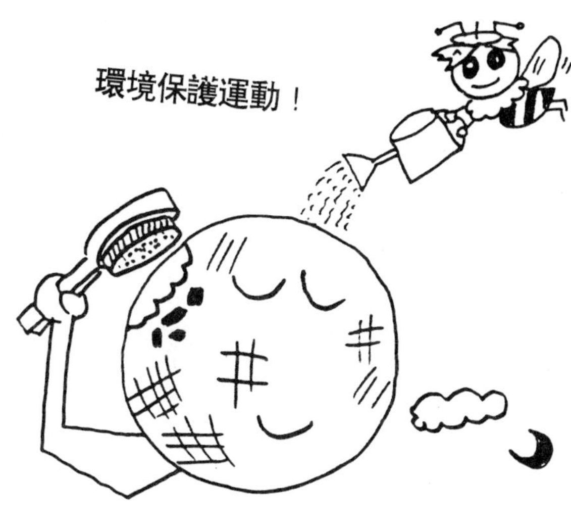

實踐的開端，首先要發起「回歸自然」的環境保護運動，就像將遭受破壞的環境、受污染的社會施以森林浴般的運動。

K　遭受公害、藥害的現代人，再度注意到蜂膠

這本書所介紹的蜂膠，是以一百年前就被養蜂很盛行的歐洲民間當作偏方使用爲主。

但到了二十世紀，蜂膠就完全被遺忘了。隨科學技術發展、科學藥品的不斷開發，雖帶來驚人的效果，但隱藏背後的卻是副作用等負面的問題，這是始料所不及

的。加上擁有最新科學技術、現代化設備的工廠，所製造的科學藥品保證有效的觀念已深植人心，都是促使長期經驗累積的民間偏方受到輕視的原因。

以全世界來講，這種潮流的演變是在一九六〇年以後所發生的。透過公害、藥害的問題，過去人人都推崇的科學技術並不全爲人類帶來幸福的事實，也都親身體會到。於是整個社會所提倡的「回歸自然」的作法正如德國改革運動般開始萌芽。

蜂膠就在如此的時代背景條件下，再度出現在我們面前。

L　將現代人不易取得到的天然抗生素，當作自然食品的攝取方法

經考古學的研究調查，遠在史前時代蘇丹的努比亞人已將蜂膠視作天然抗生素來使用。他們無意中從小麥、大麥、小米等穀物所產生的霉中豐富的攝取，所以極少罹患感染症，這點是透過人骨研究證實的。

我們現在所吃的食物是所謂的「工業製品」，因此已經不再具有像古代人從自然中獲得的身體防禦機能。然而，蜂膠卻能提供我們追求來自自然的恩惠。

M　蜂膠能提高細胞活力，是維護我們健康的天然物質

從醫學觀點來看，蜂膠的作用簡單來說，能「促進細胞活力，維護我們的健康」。蜂膠所具的强化免疫機構作用、抗過敏作用、抗炎作用、促進新陳代謝作用……等等，都是經由具體確定蜂膠主要成分——類黃鹼素的功效。

若將細胞比作一輛汽車，類黃鹼素就扮演著協助汽車活動的機油角色，因此確實能對生命根本的細胞賦予活力。蜂膠就是具有如此作用的天然物質，在廣闊的自然界中還未發現有他種物質可取代。

大展出版社有限公司 品冠文化出版社	圖書目錄
地址：台北市北投區(石牌) 致遠一路二段12巷1號 郵撥：0166955～1	電話：(02)28236031 28236033 傳真：(02)28272069

·生活廣場·品冠編號61

1. 366天誕生星　李芳黛譯　280元
2. 366天誕生花與誕生石　李芳黛譯　280元
3. 科學命相　淺野八郎著　220元
4. 已知的他界科學　陳蒼杰譯　220元
5. 開拓未來的他界科學　陳蒼杰譯　220元
6. 世紀末變態心理犯罪檔案　沈永嘉譯　240元
7. 366天開運年鑑　林廷宇編著　230元
8. 色彩學與你　野村順一著　230元
9. 科學手相　淺野八郎著　230元
10. 你也能成為戀愛高手　柯富陽編著　220元
11. 血型與十二星座　許淑瑛編著　230元
12. 動物測驗—人性現形　淺野八郎著　200元
13. 愛情、幸福完全自測　淺野八郎著　200元
14. 輕鬆攻佔女性　趙奕世編著　230元
15. 解讀命運密碼　郭宗德著　200元

·女醫師系列·品冠編號62

1. 子宮內膜症　國府田清子著　200元
2. 子宮肌瘤　黑島淳子著　200元
3. 上班女性的壓力症候群　池下育子著　200元
4. 漏尿、尿失禁　中田真木著　200元
5. 高齡生產　大鷹美子著　200元
6. 子宮癌　上坊敏子著　200元
7. 避孕　早乙女智子著　200元
8. 不孕症　中村春根著　200元
9. 生理痛與生理不順　堀口雅子著　200元
10. 更年期　野末悅子著　200元

·傳統民俗療法·品冠編號63

1. 神奇刀療法　潘文雄著　200元

2. 神奇拍打療法　安在峰著　200元
3. 神奇拔罐療法　安在峰著　200元
4. 神奇艾灸療法　安在峰著　200元
5. 神奇貼敷療法　安在峰著　200元
6. 神奇薰洗療法　安在峰著　200元
7. 神奇耳穴療法　安在峰著　200元
8. 神奇指針療法　安在峰著　200元
9. 神奇藥酒療法　安在峰著　200元
10. 神奇藥茶療法　安在峰著　200元

・彩色圖解保健・品冠編號 64

1. 瘦身　主婦之友社　300元
2. 腰痛　主婦之友社　300元
3. 肩膀痠痛　主婦之友社　300元
4. 腰、膝、腳的疼痛　主婦之友社　300元
5. 壓力、精神疲勞　主婦之友社　300元
6. 眼睛疲勞、視力減退　主婦之友社　300元

・心 想 事 成・品冠編號 65

1. 魔法愛情點心　結城莫拉著　120元
2. 可愛手工飾品　結城莫拉著　120元
3. 可愛打扮&髮型　結城莫拉著　120元
4. 撲克牌算命　結城莫拉著　120元

・法律專欄連載・大展編號 58

台大法學院　法律學系／策劃
法律服務社／編著

1. 別讓您的權利睡著了(1)　200元
2. 別讓您的權利睡著了(2)　200元

・武 術 特 輯・大展編號 10

1. 陳式太極拳入門　馮志強編著　180元
2. 武式太極拳　郝少如編著　200元
3. 練功十八法入門　蕭京凌編著　120元
4. 教門長拳　蕭京凌編著　150元
5. 跆拳道　蕭京凌編譯　180元
6. 正傳合氣道　程曉鈴譯　200元
7. 圖解雙節棍　陳銘遠著　150元
8. 格鬥空手道　鄭旭旭編著　200元

9. 實用跆拳道　陳國榮編著　200 元
10. 武術初學指南　李文英、解守德編著　250 元
11. 泰國拳　陳國榮著　180 元
12. 中國式摔跤　黃　斌編著　180 元
13. 太極劍入門　李德印編著　180 元
14. 太極拳運動　運動司編　250 元
15. 太極拳譜　清・王宗岳等著　280 元
16. 散手初學　冷　峰編著　200 元
17. 南拳　朱瑞琪編著　180 元
18. 吳式太極劍　王培生著　200 元
19. 太極拳健身與技擊　王培生著　250 元
20. 秘傳武當八卦掌　狄兆龍著　250 元
21. 太極拳論譚　沈　壽著　250 元
22. 陳式太極拳技擊法　馬　虹著　250 元
23. 二十四式 三十二式 太極 拳 劍　闞桂香著　180 元
24. 楊式秘傳 129 式太極長拳　張楚全著　280 元
25. 楊式太極拳架詳解　林炳堯著　280 元
26. 華佗五禽劍　劉時榮著　180 元
27. 太極拳基礎講座：基本功與簡化 24 式　李德印著　250 元
28. 武式太極拳精華　薛乃印著　200 元
29. 陳式太極拳拳理闡微　馬　虹著　350 元
30. 陳式太極拳體用全書　馬　虹著　400 元
31. 張三豐太極拳　陳占奎著　200 元
32. 中國太極推手　張　山主編　300 元
33. 48 式太極拳入門　門惠豐編著　220 元
34. 太極拳奇人奇功　嚴翰秀編著　250 元
35. 心意門秘籍　李新民編著　220 元
36. 三才門乾坤戊己功　王培生編著　220 元
37. 武式太極劍精華 +VCD　薛乃印編著　350 元
38. 楊式太極拳　傅鐘文演述　200 元
39. 陳式太極拳、劍 36 式　闞桂香編著　250 元

・原地太極拳系列・大展編號 11

1. 原地綜合太極拳 24 式　胡啟賢創編　220 元
2. 原地活步太極拳 42 式　胡啟賢創編　200 元
3. 原地簡化太極拳 24 式　胡啟賢創編　200 元
4. 原地太極拳 12 式　胡啟賢創編　200 元

・名師出高徒・大展編號 111

1. 武術基本功與基本動作　劉玉萍編著　200 元
2. 長拳入門與精進　吳彬　等著　220 元

3. 劍術刀術入門與精進　楊柏龍等著　元
4. 棍術、槍術入門與精進　邱丕相編著　元
5. 南拳入門與精進　朱瑞琪編著　元
6. 散手入門與精進　張　山等著　元
7. 太極拳入門與精進　李德印編著　元
8. 太極推手入門與精進　田金龍編著　元

・道學文化・大展編號 12

1. 道在養生：道教長壽術　郝　勤等著　250 元
2. 龍虎丹道：道教內丹術　郝　勤著　300 元
3. 天上人間：道教神仙譜系　黃德海著　250 元
4. 步罡踏斗：道教祭禮儀典　張澤洪著　250 元
5. 道醫窺秘：道教醫學康復術　王慶餘等著　250 元
6. 勸善成仙：道教生命倫理　李　剛著　250 元
7. 洞天福地：道教宮觀勝境　沙銘壽著　250 元
8. 青詞碧簫：道教文學藝術　楊光文等著　250 元
9. 沈博絕麗：道教格言精粹　朱耕發等著　250 元

・易學智慧・大展編號 122

1. 易學與管理　余敦康主編　250 元
2. 易學與養生　劉長林等著　300 元
3. 易學與美學　劉綱紀等著　300 元
4. 易學與科技　董光壁　著　元
5. 易學與建築　韓增祿　著　元
6. 易學源流　鄭萬耕　著　元
7. 易學的思維　傅雲龍等著　元
8. 周易與易圖　李　申　著　元

・神算大師・大展編號 123

1. 劉伯溫神算兵法　應　涵編著　280 元
2. 姜太公神算兵法　應　涵編著　元
3. 鬼谷子神算兵法　應　涵編著　元
4. 諸葛亮神算兵法　應　涵編著　元

・秘傳占卜系列・大展編號 14

1. 手相術　淺野八郎著　180 元
2. 人相術　淺野八郎著　180 元
3. 西洋占星術　淺野八郎著　180 元
4. 中國神奇占卜　淺野八郎著　150 元

5. 夢判斷	淺野八郎著	150 元
6. 前世、來世占卜	淺野八郎著	150 元
7. 法國式血型學	淺野八郎著	150 元
8. 靈感、符咒學	淺野八郎著	150 元
9. 紙牌占卜術	淺野八郎著	150 元
10. ESP 超能力占卜	淺野八郎著	150 元
11. 猶太數的秘術	淺野八郎著	150 元
12. 新心理測驗	淺野八郎著	160 元
13. 塔羅牌預言秘法	淺野八郎著	200 元

・趣味心理講座・大展編號 15

1. 性格測驗① 探索男與女	淺野八郎著	140 元
2. 性格測驗② 透視人心奧秘	淺野八郎著	140 元
3. 性格測驗③ 發現陌生的自己	淺野八郎著	140 元
4. 性格測驗④ 發現你的真面目	淺野八郎著	140 元
5. 性格測驗⑤ 讓你們吃驚	淺野八郎著	140 元
6. 性格測驗⑥ 洞穿心理盲點	淺野八郎著	140 元
7. 性格測驗⑦ 探索對方心理	淺野八郎著	140 元
8. 性格測驗⑧ 由吃認識自己	淺野八郎著	160 元
9. 性格測驗⑨ 戀愛知多少	淺野八郎著	160 元
10. 性格測驗⑩ 由裝扮瞭解人心	淺野八郎著	160 元
11. 性格測驗⑪ 敲開內心玄機	淺野八郎著	140 元
12. 性格測驗⑫ 透視你的未來	淺野八郎著	160 元
13. 血型與你的一生	淺野八郎著	160 元
14. 趣味推理遊戲	淺野八郎著	160 元
15. 行為語言解析	淺野八郎著	160 元

・婦 幼 天 地・大展編號 16

1. 八萬人減肥成果	黃靜香譯	180 元
2. 三分鐘減肥體操	楊鴻儒譯	150 元
3. 窈窕淑女美髮秘訣	柯素娥譯	130 元
4. 使妳更迷人	成　玉譯	130 元
5. 女性的更年期	官舒妍編譯	160 元
6. 胎內育兒法	李玉瓊編譯	150 元
7. 早產兒袋鼠式護理	唐岱蘭譯	200 元
8. 初次懷孕與生產	婦幼天地編譯組	180 元
9. 初次育兒 12 個月	婦幼天地編譯組	180 元
10. 斷乳食與幼兒食	婦幼天地編譯組	180 元
11. 培養幼兒能力與性向	婦幼天地編譯組	180 元
12. 培養幼兒創造力的玩具與遊戲	婦幼天地編譯組	180 元
13. 幼兒的症狀與疾病	婦幼天地編譯組	180 元

14. 腿部苗條健美法	婦幼天地編譯組	180 元
15. 女性腰痛別忽視	婦幼天地編譯組	150 元
16. 舒展身心體操術	李玉瓊編譯	130 元
17. 三分鐘臉部體操	趙薇妮著	160 元
18. 生動的笑容表情術	趙薇妮著	160 元
19. 心曠神怡減肥法	川津祐介著	130 元
20. 內衣使妳更美麗	陳玄茹譯	130 元
21. 瑜伽美姿美容	黃靜香編著	180 元
22. 高雅女性裝扮學	陳珮玲譯	180 元
23. 蠶糞肌膚美顏法	坂梨秀子著	160 元
24. 認識妳的身體	李玉瓊譯	160 元
25. 產後恢復苗條體態	居理安・芙萊喬著	200 元
26. 正確護髮美容法	山崎伊久江著	180 元
27. 安琪拉美姿養生學	安琪拉蘭斯博瑞著	180 元
28. 女體性醫學剖析	增田豐著	220 元
29. 懷孕與生產剖析	岡部綾子著	180 元
30. 斷奶後的健康育兒	東城百合子著	220 元
31. 引出孩子幹勁的責罵藝術	多湖輝著	170 元
32. 培養孩子獨立的藝術	多湖輝著	170 元
33. 子宮肌瘤與卵巢囊腫	陳秀琳編著	180 元
34. 下半身減肥法	納他夏・史達賓著	180 元
35. 女性自然美容法	吳雅菁編著	180 元
36. 再也不發胖	池園悅太郎著	170 元
37. 生男生女控制術	中垣勝裕著	220 元
38. 使妳的肌膚更亮麗	楊　皓編著	170 元
39. 臉部輪廓變美	芝崎義夫著	180 元
40. 斑點、皺紋自己治療	高須克彌著	180 元
41. 面皰自己治療	伊藤雄康著	180 元
42. 隨心所欲瘦身冥想法	原久子著	180 元
43. 胎兒革命	鈴木丈織著	180 元
44. NS 磁氣平衡法塑造窈窕奇蹟	古屋和江著	180 元
45. 享瘦從腳開始	山田陽子著	180 元
46. 小改變瘦 4 公斤	宮本裕子著	180 元
47. 軟管減肥瘦身	高橋輝男著	180 元
48. 海藻精神秘美容法	劉名揚編著	180 元
49. 肌膚保養與脫毛	鈴木真理著	180 元
50. 10 天減肥 3 公斤	彤雲編輯組	180 元
51. 穿出自己的品味	西村玲子著	280 元
52. 小孩髮型設計	李芳黛譯	250 元

・青 春 天 地・大展編號 17

1. A 血型與星座	柯素娥編譯	160 元
2. B 血型與星座	柯素娥編譯	160 元

3. O血型與星座 柯素娥編譯 160元
4. AB血型與星座 柯素娥編譯 120元
5. 青春期性教室 呂貴嵐編譯 130元
7. 難解數學破題 宋釗宜編譯 130元
9. 小論文寫作秘訣 林顯茂編譯 120元
11. 中學生野外遊戲 熊谷康編著 120元
12. 恐怖極短篇 柯素娥編譯 130元
13. 恐怖夜話 小毛驢編譯 130元
14. 恐怖幽默短篇 小毛驢編譯 120元
15. 黑色幽默短篇 小毛驢編譯 120元
16. 靈異怪談 小毛驢編譯 130元
17. 錯覺遊戲 小毛驢編著 130元
18. 整人遊戲 小毛驢編著 150元
19. 有趣的超常識 柯素娥編譯 130元
20. 哦！原來如此 林慶旺編譯 130元
21. 趣味競賽100種 劉名揚編譯 120元
22. 數學謎題入門 宋釗宜編譯 150元
23. 數學謎題解析 宋釗宜編譯 150元
24. 透視男女心理 林慶旺編譯 120元
25. 少女情懷的自白 李桂蘭編譯 120元
26. 由兄弟姊妹看命運 李玉瓊編譯 130元
27. 趣味的科學魔術 林慶旺編譯 150元
28. 趣味的心理實驗室 李燕玲編譯 150元
29. 愛與性心理測驗 小毛驢編譯 130元
30. 刑案推理解謎 小毛驢編譯 180元
31. 偵探常識推理 小毛驢編譯 180元
32. 偵探常識解謎 小毛驢編譯 130元
33. 偵探推理遊戲 小毛驢編譯 180元
34. 趣味的超魔術 廖玉山編著 150元
35. 趣味的珍奇發明 柯素娥編著 150元
36. 登山用具與技巧 陳瑞菊編著 150元
37. 性的漫談 蘇燕謀編著 180元
38. 無的漫談 蘇燕謀編著 180元
39. 黑色漫談 蘇燕謀編著 180元
40. 白色漫談 蘇燕謀編著 180元

·健康天地· 大展編號18

1. 壓力的預防與治療 柯素娥編譯 130元
2. 超科學氣的魔力 柯素娥編譯 130元
3. 尿療法治病的神奇 中尾良一著 130元
4. 鐵證如山的尿療法奇蹟 廖玉山譯 120元
5. 一日斷食健康法 葉慈容編譯 150元
6. 胃部強健法 陳炳崑譯 120元

7. 癌症早期檢查法　廖松濤譯　160 元
8. 老人痴呆症防止法　柯素娥編譯　170 元
9. 松葉汁健康飲料　陳麗芬編譯　150 元
10. 揉肚臍健康法　永井秋夫著　150 元
11. 過勞死、猝死的預防　卓秀貞編譯　130 元
12. 高血壓治療與飲食　藤山順豐著　180 元
13. 老人看護指南　柯素娥編譯　150 元
14. 美容外科淺談　楊啟宏著　150 元
15. 美容外科新境界　楊啟宏著　150 元
16. 鹽是天然的醫生　西英司郎著　140 元
17. 年輕十歲不是夢　梁瑞麟譯　200 元
18. 茶料理治百病　桑野和民著　180 元
19. 綠茶治病寶典　桑野和民著　150 元
20. 杜仲茶養顏減肥法　西田博著　170 元
21. 蜂膠驚人療效　瀨長良三郎著　180 元
22. 蜂膠治百病　瀨長良三郎著　180 元
23. 醫藥與生活(一)　鄭炳全著　180 元
24. 鈣長生寶典　落合敏著　180 元
25. 大蒜長生寶典　木下繁太郎著　160 元
26. 居家自我健康檢查　石川恭三著　160 元
27. 永恆的健康人生　李秀鈴譯　200 元
28. 大豆卵磷脂長生寶典　劉雪卿譯　150 元
29. 芳香療法　梁艾琳譯　160 元
30. 醋長生寶典　柯素娥譯　180 元
31. 從星座透視健康　席拉・吉蒂斯著　180 元
32. 愉悅自在保健學　野本二士夫著　160 元
33. 裸睡健康法　丸山淳士等著　160 元
34. 糖尿病預防與治療　藤山順豐著　180 元
35. 維他命長生寶典　菅原明子著　180 元
36. 維他命 C 新效果　鐘文訓編　150 元
37. 手、腳病理按摩　堤芳朗著　160 元
38. AIDS 瞭解與預防　彼得塔歇爾著　180 元
39. 甲殼質殼聚糖健康法　沈永嘉譯　160 元
40. 神經痛預防與治療　木下真男著　160 元
41. 室內身體鍛鍊法　陳炳崑編著　160 元
42. 吃出健康藥膳　劉大器編著　180 元
43. 自我指壓術　蘇燕謀編著　160 元
44. 紅蘿蔔汁斷食療法　李玉瓊編著　150 元
45. 洗心術健康秘法　竺翠萍編譯　170 元
46. 枇杷葉健康療法　柯素娥編譯　180 元
47. 抗衰血癒　楊啟宏著　180 元
48. 與癌搏鬥記　逸見政孝著　180 元
49. 冬蟲夏草長生寶典　高橋義博著　170 元
50. 痔瘡・大腸疾病先端療法　宮島伸宜著　180 元

國家圖書館出版品預行編目資料

蜂膠治百病 / 瀨長良三郎著，林英華譯；
－初版－臺北市　大展　，　民 84
面　；　21 公分　－（健康天地；22）
譯自：病氣を治すプロポリス療法
ISBN 957-557-498-2（平裝）
1. 食物治療　2. 健康法

418.91　　84001009

BYÔKI WO NAOSU PUROPORISU RYÔHÔ
written by Ryozaburo Senaga

Original Japanese edition
published by Lyon Co., Ltd.
Chinese translation rights arranged with Lyon Co.,Ltd.
through Japan Foreign-Rights Centre/Hongzu Enterprise Co., Ltd.

版權代理／宏儒企業有限公司

蜂膠治百病　　ISBN 957-557-498-2

原 著 者 / 瀨長良三郎
編 譯 者 / 林　英　華
發 行 人 / 蔡　森　明
出 版 者 / 大展出版社有限公司
社　　址 / 台北市北投區（石牌）致遠一路 2 段 12 巷 1 號
電　　話 / （02）28236031・28236033・28233123
傳　　真 / （02）28272069
郵政劃撥 / 01669551
E - mail / dah-jaan@ms9.tisnet.net.tw
登 記 證 / 局版臺業字第 2171 號
承 印 者 / 國順圖書印刷公司
裝　　訂 / 嶸興裝訂有限公司
排 版 者 / 千兵企業有限公司
初版 1 刷 / 1995 年（民 84 年） 2 月
7　　刷 / 1999 年（民 88 年） 3 月
8　　刷 / 2001 年（民 90 年）12 月

定價 / 180 元

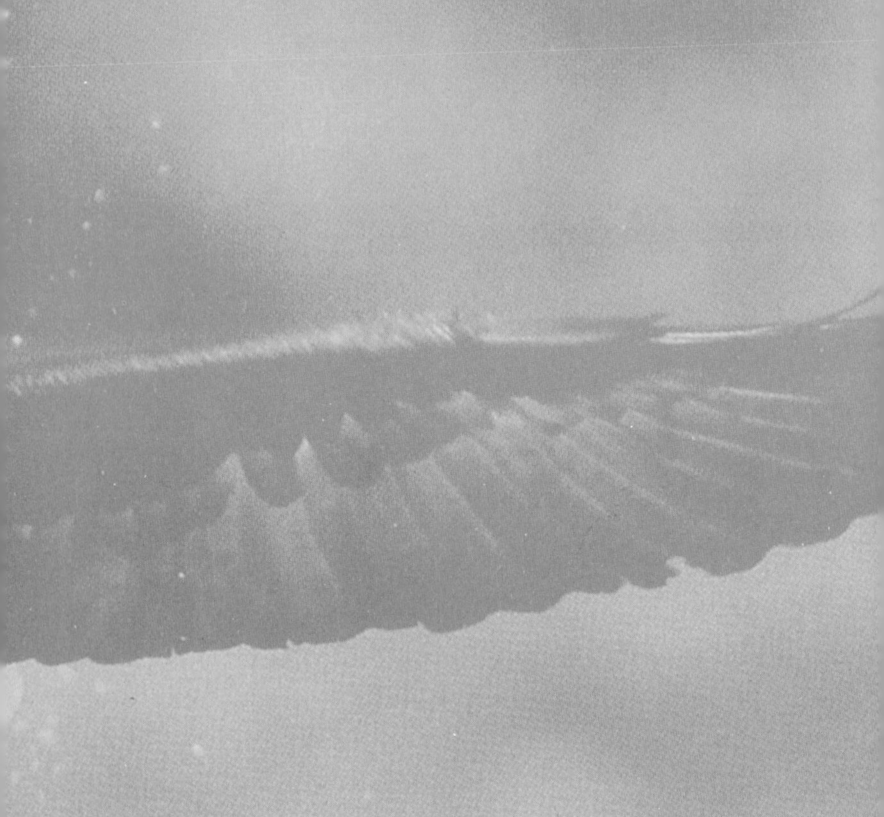